新 **DS NOW**

②

下消化道癌标准手术图谱

Standard Surgical Techniques for Colorectal Cancer

—Step by Step掌握手术技巧—

主　编　（日）山口茂树
埼玉医科大学国际医疗中心消化外科　教授

丛书主编　（日）白石宪男
大分大学医学部综合外科、社区医疗协作学　教授
（日）北川裕久
仓敷中央医院外科　部长
（日）新田浩幸
岩手医科大学医学部外科学　准教授
（日）山口茂树
埼玉医科大学国际医疗中心消化外科　教授

主　译　张　宏
中国医科大学附属盛京医院普通外科结直肠肿瘤外科
孙凌宇
哈尔滨医科大学附属第四医院肿瘤外科肝胆外科
刘　骞
中国医学科学院肿瘤医院结直肠外科
于向阳
天津市南开医院胃肠外科

北方联合出版传媒（集团）股份有限公司
辽宁科学技术出版社
沈阳

SHIN DS NOW No.2 KABU SHOKAKANGAN NI TAISURU HYOJUN SYUJUTSU SYUGI SYUTOKU E NO NAVIGATE

© SHIRAISHI Norio, YAMAGUCHI Shigeki 2019

Originally published in Japan in 2019 by MEDICAL VIEW CO., LTD

Chinese（Simplified Character only）translation rights arranged with MEDICAL VIEW CO., LTD through TOHAN CORPORATION, TOKYO.

图书在版编目（CIP）数据

下消化道癌标准手术图谱 /（日）山口茂树主编；
张宏等主译 . —沈阳：辽宁科学技术出版社，2023.6
ISBN 978-7-5591-2392-3

Ⅰ.①下⋯　Ⅱ.①山⋯ ②张⋯　Ⅲ.①消化系肿瘤—
显微外科手术—图谱　Ⅳ.① R735-64

中国版本图书馆 CIP 数据核字（2022）第 007537 号

出版发行：辽宁科学技术出版社
　　　　　（地址：沈阳市和平区十一纬路 25 号　邮编：110003）
印 刷 者：辽宁新华印务有限公司
经 销 者：各地新华书店
幅面尺寸：210mm×285mm
印　　张：9
字　　数：260 千字
插　　页：4
出版时间：2023 年 6 月第 1 版
印刷时间：2023 年 6 月第 1 次印刷
责任编辑：凌　敏
封面设计：刘　彬
版式设计：袁　舒
责任校对：黄跃成

书　　号：ISBN 978-7-5591-2392-3
定　　价：168.00 元

联系电话：024-23284363
邮购热线：024-23284502
E-mail：lingmin19@163.com
http://www.lnkj.com.cn

编著者名单

· 主　编　　　山口茂树　　埼玉医科大学国际医疗中心消化外科　教授

· 参编者　　　大塚幸喜　　岩手医科大学医学部外科学　准教授

　　　　　　　佐佐木章　　岩手医科大学医学部外科学　教授

　　　　　　　山口茂树　　埼玉医科大学国际医疗中心消化外科　教授

　　　　　　　浜部敦史　　札幌医科大学消化·综合、乳腺·内分泌外科

　　　　　　　竹政伊知朗　札幌医科大学消化·综合、乳腺·内分泌外科　教授

　　　　　　　塚本俊辅　　日本国立癌研究中心中央医院大肠外科

　　　　　　　绢笠祐介　　东京医科齿科大学大学院消化外科　教授

　　　　　　　佐佐木刚志　日本国立癌研究中心东医院大肠外科　医长

　　　　　　　伊藤雅昭　　日本国立癌研究中心东医院大肠外科　主任

　　　　　　　石部敦士　　横滨市立大学医学部消化·肿瘤外科学　讲师

　　　　　　　渡边纯　　　横滨市立大学附属市民综合医疗中心消化病中心　讲师

　　　　　　　大田贡由　　横滨市立大学附属市民综合医疗中心消化病中心　准教授

主译简介

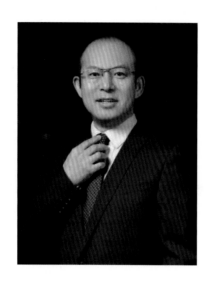

张宏，男，教授，主任医师，医学博士，硕士研究生导师。中国医科大学附属盛京医院普通外科结直肠肿瘤外科主任。曾留学日本金泽医科大学一般消化器外科。主持及参与省部级课题项目 7 项。发表 SCI 及核心期刊论文 50 余篇。主编《腹腔镜结直肠手术经验与技巧》，主译《直肠肛门外科手术操作要领与技巧》《腹腔镜下大肠癌手术》《腹腔镜下大肠切除术》《腹腔镜上消化道标准手术》《腹腔镜下消化道标准手术》《日本静冈癌中心大肠癌手术》《腹腔镜结直肠癌手术》《美国结直肠外科医师学会结直肠外科学》8 部著作，副主编《结直肠肿瘤腹腔镜手术学——新理念、新技术》《临床造口学》《肿瘤营养治疗手册》《腹腔镜右半结肠切除术——技术与理念》4 部著作，参编、参译 10 余部著作。《中华胃肠外科杂志》及《中华结直肠疾病电子杂志》通讯编委，《手术电子杂志》《世界华人消化杂志》及《中国医刊》杂志编委。率领团队获得 2019 年中国外科周"第二届结直肠外科精英团队临床技能邀请赛"大赛团体总冠军、最佳辩手奖、最佳营养能手奖 3 项大奖。荣获 2021 年度"辽宁最美科技工作者"称号。

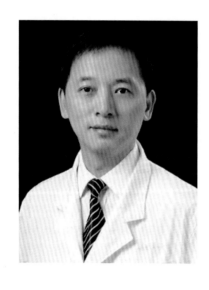

孙凌宇，医学博士，主任医师，硕士研究生导师。哈尔滨医科大学附属第四医院肿瘤外科肝胆外科副主任。从事消化道肿瘤的诊疗工作 27 年，擅长胃癌、结直肠癌的完全腹腔镜及 NOSES 手术。吸收和融合欧美、日本和我国先进手术理念和流程，推广腹腔镜下胃肠肿瘤的膜解剖手术。组建了医院的消化道肿瘤 MDT 团队，在胃肠癌的新辅助化（放）疗、辅助化疗、分子靶向治疗等方面积累了丰富的临床经验。多次在中国肿瘤学大会（CACA）、中国临床肿瘤学大会（CSCO）等国家级学术会议上报告相关经验。近年来，在《中华胃肠外科杂志》《中国实用外科杂志》等核心期刊上发表论文 8 篇，参编人民卫生出版社及其他科技出版社出版的著作 8 部，副主译结直肠癌专著 2 部，执笔国内消化道肿瘤领域的指南 7 部。

主译简介

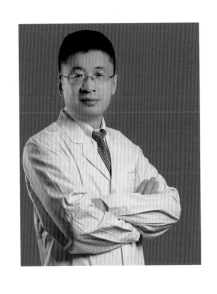

刘骞，协和医科大学博士、博士后、博士研究生导师。中国医学科学院肿瘤医院结直肠外科副主任。从事结直肠肿瘤外科治疗 20 余年，临床经验丰富，手术技艺精湛。在直肠癌超低位保留肛门 / 保留性功能切除、腹腔镜直肠癌 TME 手术、结肠癌 CME 手术、腹腔镜联合脏器切除、直肠癌侧方淋巴结清扫等领域有深厚造诣。主持"国家重点研发计划"等国家级、省部级、厅局级等各级课题项目 15 项。执笔参与《中国结直肠癌诊疗规范》《中国结直肠癌诊疗指南》《直肠癌侧方淋巴结转移诊疗中国专家共识》等多部规范、指南和共识的制定工作，作为编委参与《外科学》等高等学校教材的编写工作，发表论文 100 余篇，其中 SCI 收录 40 余篇，编写、翻译专著 10 余部，兼任《中华胃肠外科杂志》《中华消化外科杂志》《中华结直肠疾病电子杂志》《中国医刊》等杂志编委。

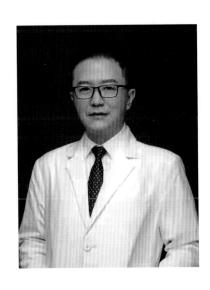

于向阳，医学博士，主任医师，天津医科大学、天津大学、天津中医药大学硕士研究生导师。天津市南开医院胃肠外科主任、日本国立癌研究中心访问学者、国家中医药管理局脾胃病重点专科负责人、天津市中西医结合胃肠疾病诊疗中心负责人。荣获 2020 年度第六届全国"人民好医生"、2018 年度天津市卫健委"新时代职工创新创业之星"、2012 年度天津市南开区"十大杰出青年"称号，入选国家留学人员择优资助计划，天津市"131"创新型人才团队成员。主持国家级、省部级、市级课题项目 3 项，横向课题项目 3 项，参与完成国家科技支撑计划项目 1 项，参与天津市科委项目 1 项，发表论文 10 余篇，SCI 收录论文 8 篇。副主编专著 1 部，主译著作 2 部（包括《美国结直肠外科学》），副主译著作 3 部，参译著作 8 部。获实用新型专利 3 项，3 项成果获天津市科学技术奖。

副主译简介

　　李大卫，主任医师，副教授，硕士研究生导师。复旦大学附属肿瘤医院大肠外科主任医师。上海交通大学医学院与美国 M.D.Anderson 癌症中心联合培养外科学博士。曾获得教育部国家奖学金资助。*Frontiers in Cell and Developmental Biology* 副主编，*Clin Transl Med*、*JHO*、*Science Advances* 等 SCI 杂志审稿人。主持国家级及国际合作项目 10 余项，累计研究经费 500 余万元，在国际权威学术期刊上发表论文 30 余篇，参与编写多部著作。先后获得"曙光学者""上海青年科技启明星""上海市浦江人才""上海市优秀医学青年""上海市优秀青年医师""中国临床肿瘤学会 35 位中国最具潜力青年肿瘤学者"等荣誉称号。部分研究成果获得国家科技部高等学校科学研究优秀成果奖（科技进步奖）一等奖以及上海科技进步奖一等奖。获得国家实用新型专利 1 项。主要从事胃肠道肿瘤的微创外科治疗和综合治疗，特别是在腹腔镜低位直肠保肛手术和非手术保肛综合治疗、复发及晚期胃肠肿瘤综合治疗方面具有丰富的诊治经验。

　　李军，教授，主任医师，医学博士，硕士研究生导师，博士研究生导师组成员。浙江大学医学院附属第二医院大肠外科副主任（主持工作）。临床擅长：结直肠肿瘤的腹腔镜微创手术（包括右半结肠癌 D3 根治术、低位直肠肿瘤 TAMIS 和 TaTME、直肠癌侧方淋巴结清扫和盆腔复发恶性肿瘤再次手术）；肠镜检查，肠镜下息肉和早癌的切除；IBD 外科手术。主持 3 项国家自然科学基金项目、1 项浙江省自然科学基金项目、1 项教育部博士点基金项目及厅局级课题项目若干。参与国家十三五重点研究计划、国家卫计委行业基金及浙江省重大科研专项项目若干。参与翻译《美国结直肠外科医师协会教科书（第 3 版）》《欧洲结直肠外科培训教材》《腹腔镜结直肠癌手术》和《经肛微创手术和经肛全直肠系膜切除术》等多部专著。担任《中华结直肠疾病电子杂志》编委，*European Journal of Pharmacology*、*Oncology Reports*、*Oncology Letters*、*Molecular Medicine Reports* 审稿人。

　　吴永友，苏州大学附属第二医院胃肠外科主任医师，博士研究生导师。早年获笹川医学奖学金，受卫生部委派于日本癌研究会附属医院（癌研有明医院）系统学习消化道肿瘤的临床诊疗，回国后长期从事胃肠外科工作，倡导基于循证医学证据的规范化、个体化的胃肠肿瘤诊疗模式，尤其"钟情"于胃肠保功能手术，独创近端胃切除术的"右开襟单肌瓣成形术"——ROSF 手术（right-sided overlap and single flap valvoplasty），简化了手术操作，缩短了手术时间，提高了手术安全性，有效避免术后并发症。主译《消化外科手术高手成功之路》《癌症标准手术图解　胃癌》《放大胃镜诊断图谱》《京都胃炎分类》《美国结直肠医师学会结直肠外科学（第 3 版）》《癌症标准手术图解　结直肠癌》等多部专著，副主译《大肠肛门外科的要点与盲点》等多部译著，参编《胃肠外科手术笔记 2》等多部专著。

　　王利明，中国医学科学院肿瘤医院深圳医院胃肠外科副主任医师。日本医师资格，日本外科专科医师资格，日本癌治疗认定医师资格，日本内镜外科技术认定医师资格。主译《静冈癌中心结直肠外科手术》（原著者：绢笠祐介）和《腹腔镜下直肠癌手术图谱》（原著者：伊藤雅昭）等多部专著。以第一作者发表英文论文 15 篇，发表日文论文 1 篇，获得发明专利 1 项。

译者名单

· 主　译　　　　　张　宏　　孙凌宇　　刘　骞　　于向阳

· 副主译　　　　　李大卫　　李　军　　吴永友　　王利明

· 参译者（按姓氏笔画排序）

于向阳	天津市南开医院胃肠外科
王利明	中国医学科学院肿瘤医院深圳医院胃肠外科
刘彦伯	中国医科大学附属盛京医院普通外科结直肠肿瘤外科
刘鼎盛	中国医科大学附属盛京医院普通外科结直肠肿瘤外科
刘　骞	中国医学科学院肿瘤医院结直肠外科
孙华屹	中国医科大学附属盛京医院普通外科结直肠肿瘤外科
孙凌宇	哈尔滨医科大学附属第四医院肿瘤外科肝胆外科
李大卫	复旦大学附属肿瘤医院大肠外科
李　军	浙江大学医学院附属第二医院大肠外科
李泽宇	中国医科大学创新学院
李　博	鞍钢集团公司总医院胃肠外科
杨清泉	沈阳医学院附属第二医院普外肿瘤科
吴永友	苏州大学附属第二医院胃肠外科
吴　周	中国科学院大学宁波华美医院肛肠外科
吴伟强	解放军联勤保障部队第九四〇医院 普通外科
张　宏	中国医科大学附属盛京医院普通外科结直肠肿瘤外科
张　煜	中国医科大学附属盛京医院普通外科结直肠肿瘤外科
赵森林	复旦大学附属肿瘤医院大肠外科
赵智超	沈阳医学院附属中心医院普外科
姜　鹏	辽宁省肿瘤医院结直肠外科
徐　朔	中国医科大学附属盛京医院普通外科结直肠肿瘤外科
郭银枞	福建医科大学附属漳州市医院结直肠肛门外科
郭释琦	中国医科大学附属盛京医院普通外科结直肠肿瘤外科
崔明明	中国医科大学附属盛京医院普通外科结直肠肿瘤外科

序　言

2008 年开始发行的"DS NOW"系列图书，因为图谱易辨识、讲解准确，受到诸多外科医生的欢迎。本书包含大肠手术所必需的基本知识和技术，因此直到现在仍然非常受欢迎。另一方面，大肠手术经过近 10 年的发展，腹腔镜技术已经被广泛应用，从而使我们更精确地认识手术解剖层次，进一步提高手术效率。换句话说，手术技术是在不断进步的。

"新 DS NOW"系列图书增加了最新内容，委托著名的大肠手术专家们执笔。为了顺利完成手术，我们需要掌握手术整体过程。首先是从哪里开始做，做什么，如何顺利开始，如何提高效率，是否安全；其次是应该做什么，落实每一步骤才能够提高手术质量。每一步骤有标准化的术野拓展，了解其外科解剖层面，便可提高手术效率。外科解剖并不是单纯的解剖学上的解剖，例如为了达到适当的解剖层次需要切断什么，切断以后其术野发生什么样的变化，此时需要注意的脏器和解剖结构是什么，以什么为标识等，可以说外科解剖是与手术相关的动态解剖学。"新 DS NOW"系列图书首先介绍手术整体过程，重点聚焦术野中的标志性解剖结构，术野拓展方法，如何引导下一步骤，按顺序讲解。此外，通过手术操作视频，能够直观看到如何进行术野拓展、术者和助手的动作。我相信本书对初学者、有一定基础者、指导者都有帮助。

近年，大肠癌的发病率超过胃癌，成为日本人最常见的癌症。虽然针对早期癌的内镜治疗也有很大的进步，但是需要手术的患者依然较多。我希望本书作为手术教材，能够被众多外科医生使用，普及安全有效的手术。非常感谢执笔专家们在百忙之中按照我们的要求完善细节内容。另外，衷心感谢 Medical View 出版社负责人为发行这本书付出的努力。

山口茂树

2019 年 3 月

视频目录

（本书中的 ■■◀ 代表视频标记）

项目		视频标题	视频时间	书页
腹腔镜下右半结肠切除术	视频1	右结肠系膜拓展	01：27	第9页
	视频2	内侧入路开始	01：41	第11页
	视频3	切断回结肠血管	03：42	第13页
	视频4	第203组淋巴结清扫	03：13	第16页
	视频5	切断回肠	01：22	第19页
腹腔镜下左侧横结肠、降结肠切除术	视频6	开始游离	03：01	第29页
	视频7	大网膜切除	02：40	第33页
	视频8	游离胰腺下缘	02：56	第36页
腹腔镜下乙状结肠切除术	视频9	游离直肠外侧	00：55	第54页
	视频10	直肠系膜处理	01：07	第60页
	视频11	内侧入路	00：41	第61页
腹腔镜下低前切除术	视频12	直肠游离至腹膜返折部	02：24	第78页
	视频13	直肠下段前壁的游离	01：49	第81页
	视频14	直肠侧壁的游离	02：02	第84页
	视频15	肛管附近的游离	03：00	第86页
腹会阴联合直肠切除术的会阴操作	视频16	直肠周围游离	03：13	第100页
	视频17	切开肛提肌	02：57	第103页
	视频18	切开耻骨直肠肌	03：57	第107页
	视频19	游离会阴体	03：47	第109页
	视频20	取出标本	03：10	第111页
侧方淋巴结清扫	视频21	输尿管腹下神经前筋膜的游离	01：40	第121页
	视频22	侧方区域最外侧平面的游离	02：11	第124页
	视频23	膀胱腹下筋膜外侧平面的游离	02：18	第126页
	视频24	闭孔区域淋巴结（第283组）清扫	02：31	第128页
	视频25	髂内血管区域淋巴结（第263组）清扫	04：02	第130页

观看视频方法

　　本书收录了大量腹腔镜手术视频。要观看视频需要微信扫描下方二维码。此为一书一码，为避免错误扫描导致视频无法观看，此二维码提供两次扫描机会，扫描两次后，二维码不再提供免费观看视频机会。购买本书的读者，一经扫描，即可始终免费观看本书视频。该视频受版权保护，如因操作不当引起视频不能观看，本出版社不负任何责任。切记，勿将二维码分享给别人，以免失去自己的免费观看视频机会。操作方法请参考视频使用说明。

视频使用说明

　　扫描二维码即可直接观看视频。视频下有目录，点击目录可以进入相关视频的播放页面直接观看。

PHJTr

目 录

｜下消化道癌标准手术图谱

第一章　结肠 1

第一节　腹腔镜下右半结肠切除术 .... 大塚幸喜，佐佐木章　2

第二节　腹腔镜下左侧横结肠、降结肠切除术 .... 山口茂树　24

第三节　腹腔镜下乙状结肠切除术 .... 浜部敦史，竹政伊知朗　44

第二章　直肠 69

第一节　腹腔镜下低前切除术 .... 塚本俊辅，绢笠祐介　70

第二节　腹会阴联合直肠切除术的会阴操作 .... 佐佐木刚志，伊藤雅昭　94

第三节　侧方淋巴结清扫 .... 石部敦士，渡边纯，大田贡由　116

第一章 | 结肠

◉ 第一节　腹腔镜下右半结肠切除术

◉ 第二节　腹腔镜下左侧横结肠、降结肠切除术

◉ 第三节　腹腔镜下乙状结肠切除术

第一节 腹腔镜下右半结肠切除术

大塚幸喜，佐佐木章 岩手医科大学医学部外科学

❗ 学会手术技术的要点

1. 我们重点讲解通过内侧入路法清扫回结肠血管（ICA/ICV）和中结肠血管（MCA/MCV）的中枢淋巴结的方法。
2. 在内侧入路操作开始前，需要确认解剖学标志。
3. 因为肠管游离和清扫范围较广，我们通过调整穿刺器的位置和手术人员的站位来保证良好术野。

缩 略 语 表

- ARCV：accessory right colic vein，副右结肠静脉
- ASPDV：anterior superior pancreaticoduodenal vein，胰十二指肠上前静脉
- CME：complete mesocolic excision，完整结肠系膜切除
- GCT：gastrocolic trunk，胃结肠静脉干
- ICA：ileocolic artery，回结肠动脉
- ICV：ileocolic vein，回结肠静脉
- MCA：middle colic artery，中结肠动脉
- MCV：middle colic vein，中结肠静脉
- RCA：right colic artery，右结肠动脉
- SMV：superior mesenteric vein，肠系膜上静脉

一 术前

（一）手术适应证（临床判断）

1. 具有手术适应证的病例

- 患者因素：腹腔镜手术一般限于 cT4a 或其以下的病例。如果中结肠血管根部附近淋巴结（第 223 组淋巴结）肿大，或者术中遇到无法解剖十二指肠水平部的广泛粘连或浸润的情况（sT4b），应该考虑中转开腹手术。
- 术者因素：由于一旦损伤肠系膜上静脉（SMV）及其周围静脉即可发展为严重并发症，而且附近还有十二指肠、胰腺等重要脏器，术者应该首先尝试盲部切除病例，积累经验，掌握安全显露出 SMV 并切断回结肠动静脉（ICA/ICV）的技术之后，方可挑战进行中结肠动静脉（MCA/MCV）区域的清扫。

2. 非手术适应证的病例

- 术前有明显十二指肠浸润的 cT4b 病例。

（二）术中体位与器械（图1-1-1）

- 右结肠系膜的拓展——内侧入路——升结肠游离：头低位为5°，左侧卧位为13°。术者站于患者两腿之间（图1-1-1a）。
- 结肠肝曲的游离：头高位为5°，左侧卧位为13°。术者移到患者左侧头侧（图1-1-1b）。

图 1-1-1　体位与器械

a：术者在进行内侧入路至外科干清扫的操作时，站于患者两腿之间

b：术者在进行游离结肠肝曲的操作时站于患者左侧头侧，术者右手钳子或超声刀（LCS）从剑突下穿刺器进入

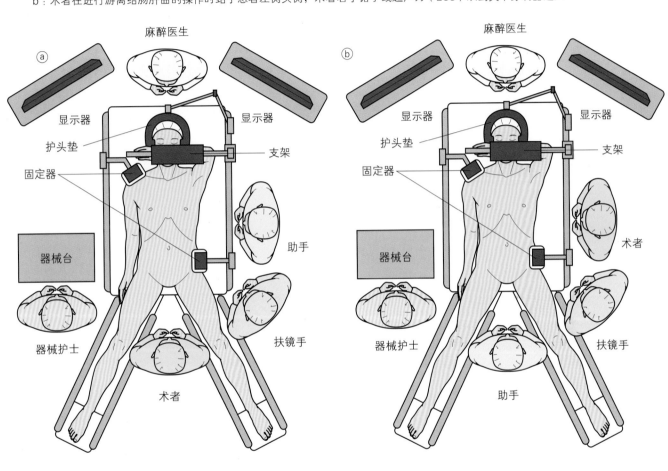

（三）腹壁切口（图1-1-2）

- 镜子专用穿刺器插于脐下方是为了在清扫外科干时或者在进行内侧入路的操作中确保十二指肠、胰头部的术野开阔。
- 辅助切口利用镜子穿刺器切口向上方延长3~5cm长的脐部正中切口。

图1-1-2 腹壁切口（穿刺器的位置）

镜子专用穿刺器插于脐下方，能够保持三角形牵拉（triangle formation）的同时在仰视头侧的术野下进行外科干的清扫。因为需从耻骨上穿刺器插入线型切割闭合器，故应使用12mm穿刺器，为了避免损伤膀胱，在耻骨上缘2横指处插入。

◀- -▶：辅助切口应为脐部纵向切开，并根据肿瘤大小在3~5cm之间调整。

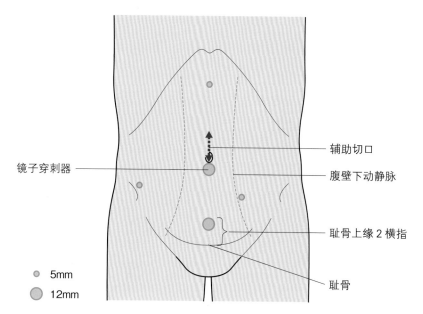

镜子穿刺器

辅助切口
腹壁下动静脉
耻骨上缘2横指
耻骨

○ 5mm
◯ 12mm

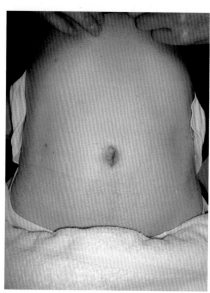

术后6个月的腹部

（四）围术期要点

● 现分享笔者所在单位的结肠癌围术期的临床路径（图1-1-3）。我们采用缩短禁食时间的
加速康复外科（Early recovery after surgery，ERAS）理念。

图1-1-3 围术期的临床路径

一般情况下，围术期管理的特点为结合ERAS与中药治疗，但是遇到术前严重狭窄而怀疑近端肠管
水肿的病例时，至少术前4天入院并予以禁食、补液，慎用或禁用泻药(中药)，以避免发生肠梗阻。

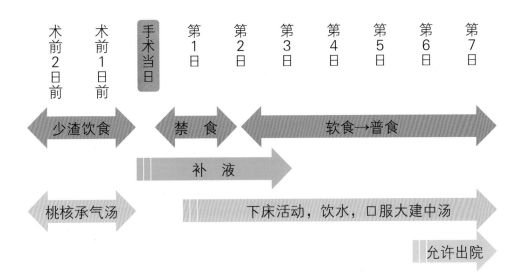

二 手术操作

（一）手术顺序的注意点

● 对标准化手术来说，手术流程是非常重要的，但是游离层次不明确或者难以确保术野时，也不能过度执着于手术流程。尤其是右侧结肠有粘连或解剖上个体变异较多时，与乙状结肠切除术相比，手术不易标准化。

● 在各个手术流程中，依次掌握各个解剖标志，需要边确认解剖标志边进行手术。

● 需要注意助手夹持部位和方向，术者应该明确给予指示。

（二）实际手术顺序

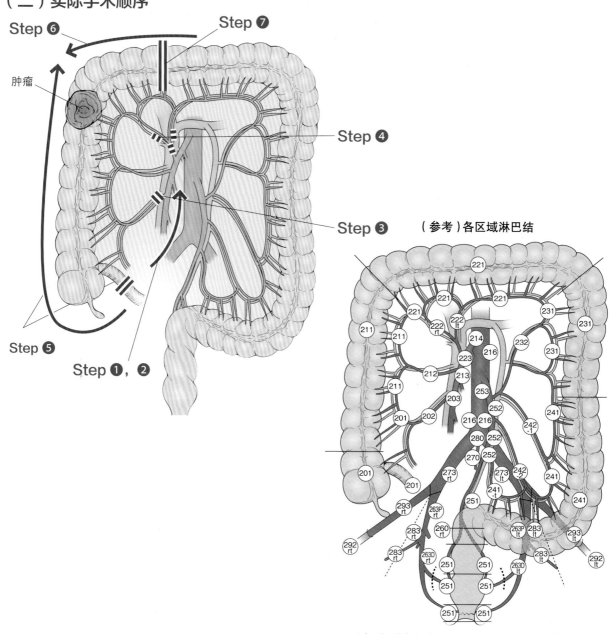

（大腸癌研究会編：大腸癌取扱い規約 第 9 版．金原出版，東京，2018 を参考に作成）

[**Focus** 代表本章中需要掌握的手术技术（以后阐述）]

Step ❶
第8页

右结肠系膜的拓展 **Focus 1** 📹

a. 确认十二指肠水平部

b. 确认 ICA/ICV 的下后方的凹陷

Step ❷
第10页

内侧入路 **Focus 2** 📹

a. 开始切开

b. 确认十二指肠（图A）

Step ❸
第12页

淋巴结（第203组）清扫 **Focus 3** 📹

a. 显露 SMV（图B）

b. 切断 ICA/ICV

Step ❹
第14页

淋巴结（第213、223组）清扫 **Focus 4** 📹

a. 外科干清扫进一步向上方扩展

b. 切断 MCA

c. 切断 MCV/ARCV

d. 完成外科干清扫（图C）

Step ❺
第18页

回盲部游离与回肠切断，升结肠的游离 **Focus 5** 📹

a. 切断回肠

b. 游离升结肠

（术者移到患者左侧）

Step ❻
第20页

结肠肝曲的游离 **Focus 6**

a. 拓展肝曲（图D）

b. 完成肝曲游离

Step ❼
第21页

重建*

*：在此简单介绍手术技术窍门（ Knack ）。

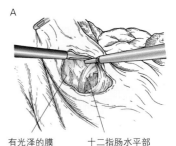

A

有光泽的膜　　十二指肠水平部

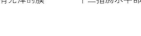

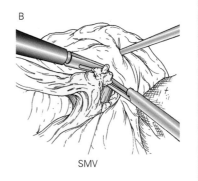

B

SMV

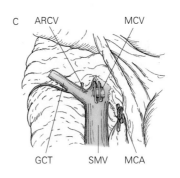

C　ARCV　　　　MCV

GCT　　SMV　　MCA

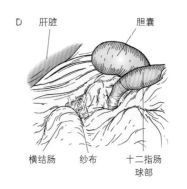

D　肝脏　　　　胆囊

横结肠　　纱布　　十二指肠
　　　　　　　　　球部

三 掌握手术技术

Step ❶

Focus 1 **右结肠系膜的拓展**

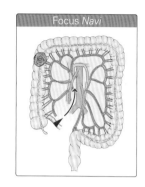
Focus *Navi*

（一）手术起始点与终点

● 把大网膜和横结肠向上方挑起，把小肠移到盆腔内，由此拓展右结肠系膜（**图1-1-4**）。

图1-1-4 右结肠系膜的拓展与解剖标志的确认

a：确认十二指肠水平部位

b：确认 ICA/ICV 的下后方的凹陷

⌐ ⌐ ⌐ ：回结肠血管发出的部位（十二指肠第三部分的左侧尾侧）

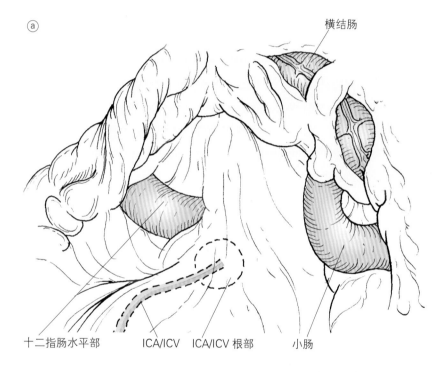

ⓐ

横结肠

十二指肠水平部　　ICA/ICV　ICA/ICV 根部　　小肠

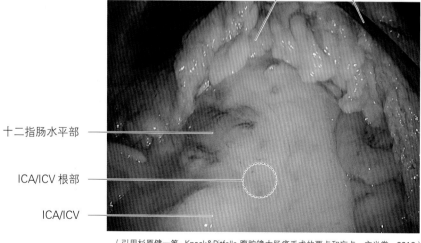

横结肠　　助手左手钳子夹持横结肠系膜

十二指肠水平部

ICA/ICV 根部

ICA/ICV

（引用杉原健一等：Knack&Pitfalls 腹腔镜大肠癌手术的要点和盲点，文光堂，2016）

8

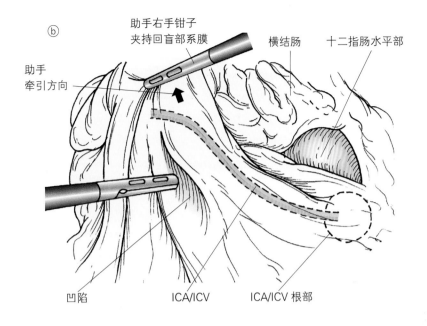

（二）需要掌握的手术技术

⊙ **手术技术概要**

辨认内侧入路起始点的解剖标志。

⊙ **需要掌握的手术技术的要点**

（1）取头低位（5°）、左侧卧位（13°），把大网膜、横结肠翻向上方。

（2）将小肠移入盆腔内，并向左侧移开至能够拓展右结肠系膜。

（3）寻找到右结肠系膜后面的十二指肠水平部（解剖标志），并辨认出条索状的 ICA/ICV。提起条索状的血管，即可看见 ICA/ICV 下后方系膜上的"凹陷"。此凹陷就是内侧入路的起始点（▶🎥①）。

▶🎥①

扫视频目录页
二维码

（视频时间 01：27）

（三）评估

Q 拓展右结肠系膜时助手钳子应该夹持哪里？

▶助手右手钳子经过上腹部穿刺器夹持 ICA/ICV 条索状腹膜并向腹侧方向牵引，助手左手钳子经过左侧腹部穿刺器向腹侧头侧牵引横结肠系膜（图 1-1-4）。

Q 遇到小肠挡住右结肠系膜时该如何操作？

▶将头低位换为水平位或取稍许头高位而使小肠移到盆腔内。

Q 肠系膜肥厚病例手术中能否确认十二指肠水平部？

▶即使是肠系膜肥厚病例，只要给予右结肠系膜适当张力，即可确认十二指肠水平部。无法确认时，也可考虑尾侧后腹膜入路。

Step ❷
Focus 2　内侧入路

（一）手术起始点与终点

● 切开 ICA/ICV 的下后方"凹陷"，确认十二指肠水平部腹侧面（**图1-1-5**）。

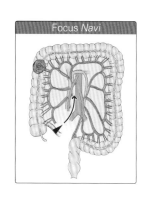
Focus Navi

图1-1-5 内侧入路
a：开始内侧入路
b：确认十二指肠

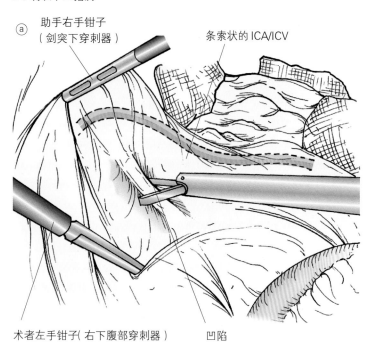
ⓐ　助手右手钳子
（剑突下穿刺器）　　　条索状的 ICA/ICV

术者左手钳子（右下腹部穿刺器）　　凹陷

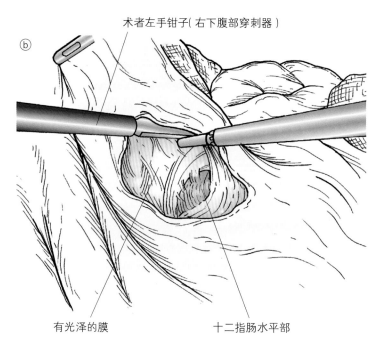
术者左手钳子（右下腹部穿刺器）
ⓑ

有光泽的膜　　　十二指肠水平部

（二）需要掌握的手术技术

⊙ **手术技术概要**

此步骤对完整结肠系膜切除（CME）来说最为重要。结肠系膜切开时第一刀是最关键的。

⊙ **需要掌握的手术技术的要点**

（1）切开 ICA 下后方的"凹陷"，向上方轻轻游离脂肪组织，这样会出现棉花样的疏松组织。注意避免出血的同时，进一步向上方游离，可在后方辨认出有光泽的后腹膜下筋膜。

（2）辨认正确解剖层面的要点是，助手右手钳子适当地把系膜向腹侧牵引，术者左手钳子适时向腹侧或背侧牵引，为了避免出血，合理使用能量设备。辨认出正确的解剖层面之前，一定不能急躁，重要的是避免出血。

（3）笔者使用的能量设备为 LCS，其窍门是一点一点地切开组织，一点一点地游离（🎥②）。

（4）击发 LCS 后，因其活动刀头带有热量，接触组织后有热损伤的风险，因此当游离十二指肠或胰腺表面时，应该使用组织垫片侧接触更为安全。

扫视频目录页
二维码

（视频时间 01：41）

（三）评估

Q 难以辨认后腹膜下筋膜时该如何处理？

▶开始进行内侧入路操作后难以辨认出正确的解剖层面时，取约 13° 左右头低位，将末段回肠移向上方，并改为尾侧入路为宜。

Q 内侧入路能否确认十二指肠水平部？

▶如果在脐上方插入镜子专用穿刺器，从内侧难以观察十二指肠。特别是消瘦的高龄女性患者，由于整体内脏下垂，辨认十二指肠水平部更为困难。因此笔者将镜子穿刺器插在脐下方。我们以往在耻骨上插入 12mm 穿刺器，扶镜手和术者右手容易相互冲突，因此将穿刺器位置改为脐下方。

Q 内侧入路游离到哪里？

▶进行内侧入路操作时我们切开系膜范围较大。切开方向是从"凹陷"至中枢侧（外科干侧）方向。但是要注意 SMV 的损伤，我们一旦看到十二指肠水平部，就停止第一步内侧入路操作，下一步进行 ICA/ICV 处理（ Focus 3 ）。然后再继续游离至十二指肠。

Focus 3 淋巴结（第203组）清扫

（一）手术起始点与终点

● 从显露 SMV 至确认 MCA（图 1-1-6）。

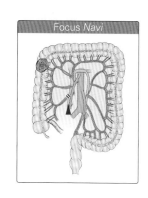

Focus Navi

图 1-1-6 SMV 的显露和第 203 组淋巴结清扫

a：显露 SMV

➡：助手牵引方向

b：切断 ICA/ICV

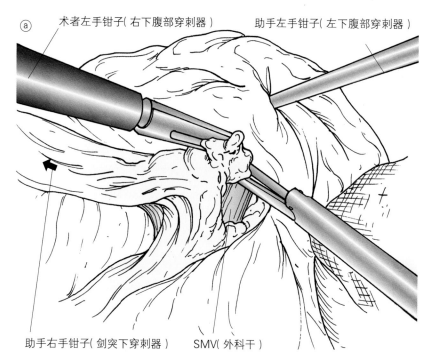

ⓐ 术者左手钳子（右下腹部穿刺器）　助手左手钳子（左下腹部穿刺器）

助手右手钳子（剑突下穿刺器）　SMV（外科干）

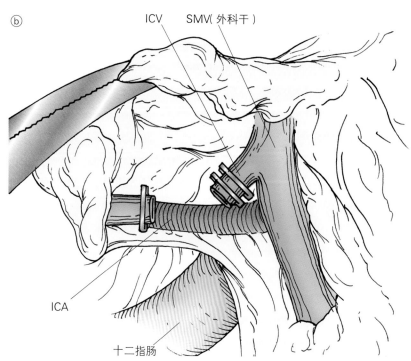

ⓑ 　ICV　SMV（外科干）

ICA

十二指肠

（二）需要掌握的手术技术

> ◉ **手术技术概要**
>
> 此步骤是进展期右半结肠癌的右半结肠切除术（D3 清扫）的手术技术，从 ICA/ICV 至 MCA/MCV 进行淋巴结清扫。
>
> ◉ **需要掌握的手术技术的要点**
>
> （1）将内侧入路的切口谨慎地向 SMV 方向延长。切开浅表脂肪组织即可看到青蓝色 SMV 主干，即所谓的外科干。
>
> （2）显露 SMV 前面并向上方清扫，然后显露 ICA/ICV 分叉部。如果 ICA 走行于 SMV 前方，多数情况下先切断 ICA。
>
> （3）切断 ICA/ICV 后，进一步游离至十二指肠降部、胰头部，同时向上方进行外科干的游离，此时需注意有时会遇到走行于 SMV 前方的 MCA（③）。

扫视频目录页
二维码

（视频时间 03：42）

（三）评估

Q 显露 SMV 的窍门是什么?

▶安全地确认 SMV 的窍门是在 ICA/ICV 根部延长系膜切口，并用能量设备谨慎切开脂肪组织。此后助手将 ICA/ICV 牵引向盲肠方向（10 点方向），即可在菲薄的脂肪组织后面看到青蓝色 SMV。

Q 如何避免 SMV 上的小出血?

▶应完全显露出 SMV 血管壁，且将 LCS 组织垫片侧滑入 SMV 和脂肪组织之间并予以切开。此时粗暴地夹持组织容易导致血管壁损伤而发生大出血，因此一定确保 SMV 和脂肪组织之间的间隙，并使工作刀头和组织垫片呈半开状态并以短距离进行切开（**图 1-1-7**）。

Q 外科干的 D3 清扫应该以哪里作为标志?

▶SMV 左侧缘为 D3 终点。虽然切开线在 SMV 正上方，可是通过助手右手钳子将 ICA/ICV 向 10 点方向牵引，仍能够清扫至 SMV 左侧缘。

图 1-1-7 安全的外科干清扫方法

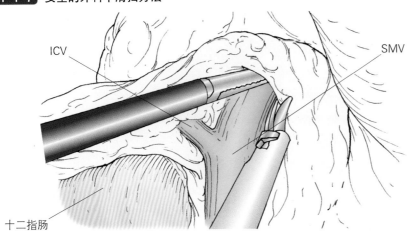

ICV　　　SMV

十二指肠

Step ❹

Focus 4 淋巴结（第 213、223 组）清扫

（一）手术起始点与终点

●继续向上方进行游离和外科干清扫，以 MCA（RCA）→ MCV → ARCV 的顺序依次予以切断（图 1-1-8）。

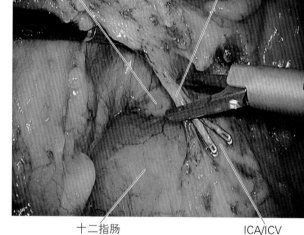

图 1-1-8 第 213、223 组淋巴结清扫和完整结肠系膜切除

a：向上方进一步清扫外科干
b：切断 MCA
c：切断 MCV 和 ARCV
d：完成外科干清扫

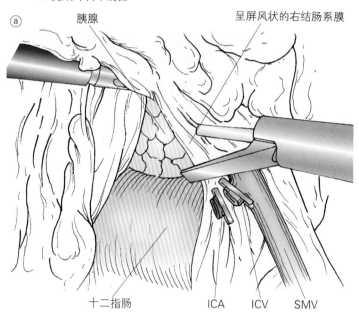

ⓐ
胰腺　　　　呈屏风状的右结肠系膜
十二指肠　　ICA　ICV　SMV

胰腺　　　　呈屏风状的右结肠系膜
十二指肠　　ICA/ICV

（引用杉原健一等：Knack&Pitfalls 腹腔镜大肠癌手术的要点和盲点，文光堂，2016）

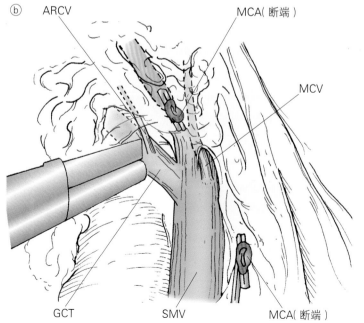

ⓑ
ARCV　　　　　　MCA（断端）
MCV
GCT　　SMV　　MCA（断端）

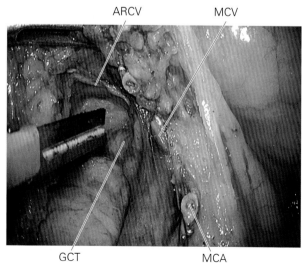

ARCV　　　MCV
GCT　　　MCA

（引用杉原健一等：Knack&Pitfalls 腹腔镜大肠癌手术的要点和盲点，文光堂，2016）

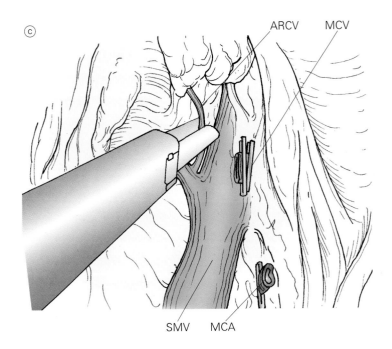

ⓒ

ARCV   MCV

SMV   MCA

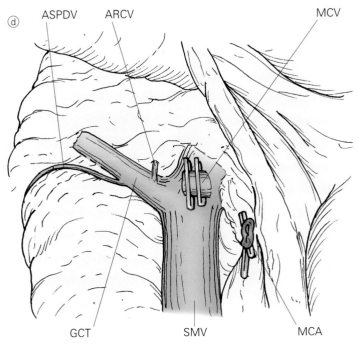

ⓓ   ASPDV   ARCV   MCV

GCT   SMV   MCA

（二）需要掌握的手术技术

> ◉ **手术技术概要**
>
> 可以说，此步骤是该手术中最可能引起严重并发症的一步。术者和助手的牵引力量以及术者操作的能量设备角度等各方面都应加以注意。
>
> ◉ **需要掌握的手术技术的要点**
>
> （1）在 SMV 右侧缘将牵拉为屏风状的右结肠系膜根部予以切开即可达到 CME。
>
> （2）根据肿瘤位置，在根部切断右结肠动脉（RCA）或者 MCA。切断 MCA 之后，辨认出从 SMV 和胃结肠静脉干分叉处附近发出的 MCV，并切断。
>
> （3）进一步向右游离发自 SMV 右侧的 GCT，在胰腺侧可见胰十二指肠上前静脉（ASPDV），以及在结肠系膜侧可见副右结肠静脉（ARCV），在 ARCV 根部谨慎切断（）。

扫视频目录页二维码

（视频时间 03：13）

（三）评估

Q 处理 MCA 时应注意什么？

▶ 由于大部分 MCV 位于 MCA 头侧后方，内侧入路的术野下往往该处为盲点。因此处理 MCA 时，用钳子游离或 LCS 尖端可能引起 MCV 损伤，需要细心操作（图1-1-9）。

图1-1-9 游离 MCA 的注意点

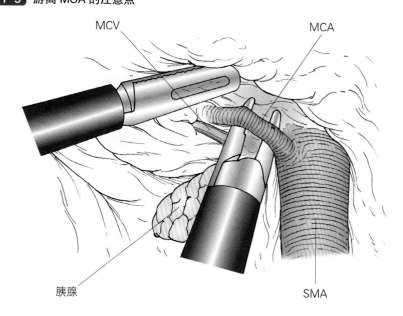

Q 确认 ARCV 的窍门是什么?

▶进行内侧入路操作时,如果从后方看肠系膜,一般可看到 ARCV 走行(图 1-1-10)。此时可以预判出 ARCV 根部的大致位置。假如从内侧无法确认,或者无法与胃网膜右静脉相鉴别,应该从头侧入路确认并将它切断。

Q 右侧结肠手术时一律切断 ARCV 吗?

▶如果适应证为回盲部切除术的病例,则不切断 ARCV。可是对于肠系膜肥厚的病例,从辅助切口用力拉出标本时,可能引起 ARCV 损伤而导致大出血,因此应该十分注意。

图 1-1-10 ARCV 的确认方法

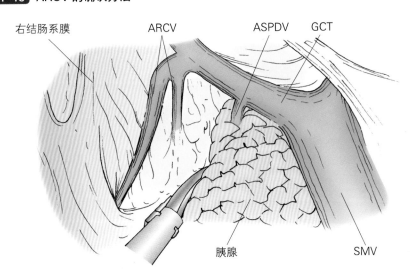

右结肠系膜　　ARCV　　ASPDV　　GCT

胰腺　　SMV

Step ❺

回盲部游离与回肠切断，升结肠的游离

（一）手术起始点与终点

● 从内侧游离回盲部，在腹腔内切断回肠（图1-1-11）。

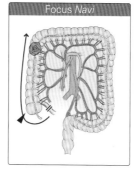

图1-1-11 切断回肠

a：游离回盲部，在腹腔内切断回肠
b：在良好术野下，游离升结肠

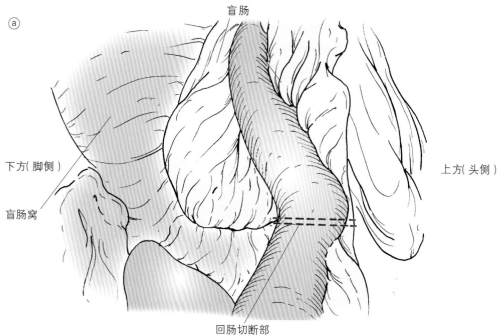

ⓐ

盲肠

下方（脚侧）

上方（头侧）

盲肠窝

回肠切断部

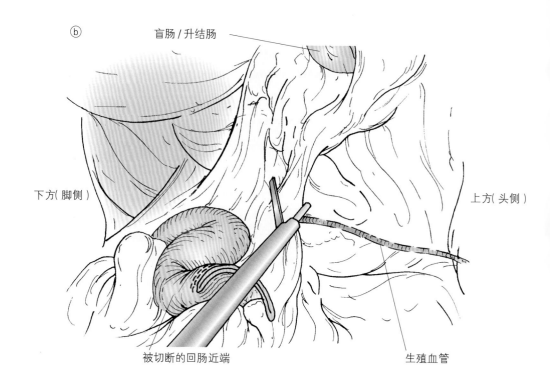

ⓑ

盲肠／升结肠

下方（脚侧）

上方（头侧）

被切断的回肠近端

生殖血管

（二）需要掌握的手术技术

◉ **手术技术概要**

　该手术技术特点为"在良好术野下游离升结肠"与采用"最小限度的辅助切口"。

◉ **需要掌握的手术技术的要点**

（1）在保持内侧入路游离层面的同时，从头侧向尾侧广泛游离升结肠背侧。

（2）从内侧处理回肠系膜，在腹腔内切断回肠末端（5）。该手术技术尚未成熟时，不宜强行进行该操作，从外侧游离回盲部、升结肠，以便将肠祥从辅助切口牵拉出体外。

（3）由于腹腔内切断回肠，有时肠管可能在扭转状态下被牵拉到体外并予以吻合，做辅助切口之前，在气腹下用带锁扣钳子夹住回肠侧和肿瘤侧的肠管断端，以防止扭转。

扫视频目录页
二维码

（视频时间 01 : 22）

（三）评估

Q 为什么内侧入路时不易钝性游离十二指肠外侧、尾侧？ 此时该如何处理？

▶因为在十二指肠降部至水平部外侧周围，右结肠系膜后叶（toldt fusion fascia）与胰头十二指肠筋膜相互粘连，单用钝性方法不容易游离（**图1-1-12**）。虽然受到肿瘤浸润深度的影响，笔者一般为了避免损伤结肠系膜，切开一层向腹侧悬吊起来的膜，然后重新进入后腹膜下筋膜前面。或者，从外侧游离升结肠时在适当位置加以切断。无论如何应该避免损伤结肠系膜，而达到 CME。

图1-1-12 CME 的注意点

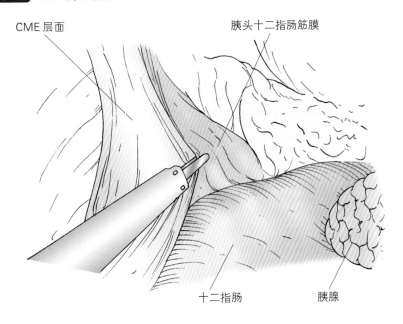

Step ❻
Focus 6 ▶ 结肠肝曲的游离

（一）手术起始点与终点

● 将大网膜和横结肠向尾侧牵拉展开，从横结肠侧开始切开，最后延续至升结肠游离部（图 1-1-13）。

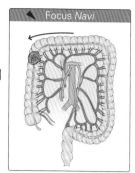

Focus Navi

图 1-1-13 结肠肝曲的游离

a：将横结肠向下方拓展
　━━▶：切开方向
b：将源自横结肠侧的切开线延续至升结肠游离部

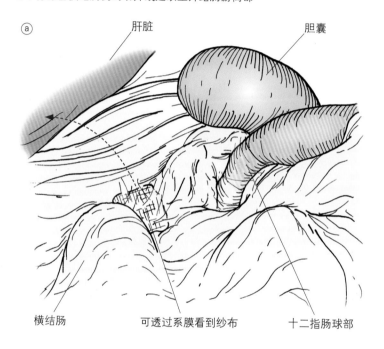

ⓐ

肝脏　　　　　　　　　胆囊

横结肠　　可透过系膜看到纱布　　十二指肠球部

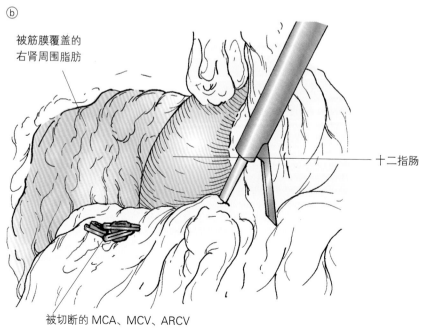

ⓑ

被筋膜覆盖的
右肾周围脂肪

十二指肠

被切断的 MCA、MCV、ARCV

（二）需要掌握的手术技术

> ● **手术技术概要**
>
> 　在保证肿瘤根治的前提下，确保有足够距离的远端肠管，也是必要的手术技术。
>
> ● **需要掌握的手术技术的要点**
>
> （1）取头高位（5°），向下方牵拉大网膜和横结肠。
>
> （2）内侧入路的操作结束时，在肝脏和横结肠之间系膜下看到的隆起所留置的纱布。在此纱布表面切开系膜，与内侧的游离层相互贯通，并使其汇合于下方的升结肠游离部，即完成右结肠游离。

（三）评估

Q 横结肠侧的游离起始部位在哪里是最佳的？

▶若内侧入路游离十分充分，将纱布从内侧放置于十二指肠右侧，通过向下方牵拉大网膜和横结肠，便可辨认出十二指肠右侧的隆起的纱布位置。切开起始部位即为纱布表面的系膜，与内侧的游离层相互贯通，并使其汇合于来自升结肠的腹膜游离线。此时需注意 LCS 尖端引起的十二指肠损伤。

Step ❼

`Knack` **重建**

●辅助切口是根据肿瘤大小延长脐部穿刺器切口（3~5cm），利用切口保护套保护切口。首先将肿瘤侧肠管牵拉至体外并予以切断。以腹腔镜下夹持的钳子作为标记，避免小肠扭转的同时，将近端回肠向体外牵出，然后进行功能性端端吻合。

● 腹腔镜下右半结肠切除术的术中并发症之一为静脉损伤。下面特别讲解 GCT 周围损伤的预防方法和处理措施。

术中血管损伤

Q 易损伤部位是哪里?

▶（1）MCV。

▶（2）ARCV。

Q 损伤原因有哪些?

▶（1）MCV：游离 MCA 时，没注意到盲点（后方／上方）的 MCV 而导致损伤。另外清扫外科干时因为 LCS 尖端平行于 MCV 而易导致 MCV 的损伤。

▶（2）ARCV：腹腔内直接损伤的原因就是 LCS 尖端引起的损伤。超声刀的活动刀头尖端应避免直接接触血管，而且不能盲目操作。此外，在腹腔内没处理 ARCV 的情况下，从辅助腹部切口强行拉出结肠也可造成血管损伤。

Q 预防损伤的方法有哪些?

▶（1）MCV：从 MCV 左右两侧入路，在血管根部两侧确定有足够的操作空间后再进行血管切断。此外，应避免 LCS 尖端成为盲点，调节镜子角度来确保良好的术野。

▶（2）ARCV：ARCV 为非常细小且容易受损的静脉，用 LCS 操作和夹闭血管时注意手抖问题。一旦损伤 ARCV，术野因出血而变成红色，难以找到出血点，因此事先准备好压迫止血所需的纱布、吸引器，止血设备是尤为重要的。另外压迫出血点也不能控制出血时，应该立即中转开腹。对回盲部切除术而言，当遇到肠系膜肥厚的病例，或者右半结肠切除病例手术时，必须在腹腔内切断 ARCV。此时多以头侧入路处理 ARCV，如果条件允许，在中枢侧（GCT 侧）切断更为安全。在 ARCV 没完全切断的状态下，将肿瘤侧肠管从辅助切口牵出体外时，有时会注意不到其损伤，因此应该不断关注腹腔内情况。关于行辅助切口后发生的出血，建议向上方延长脐部纵向切口，并在直视下予以止血。无论如何，为了避免损伤 ARCV，横结肠的牵拉应该十分注意。

Q 出血时如何处理?

▶（1）MCV：如果是血管根部两侧有足够的操作空间，术者左手钳子可以直接抓住损伤部位，或者用纱布压迫。因此，当进行血管周围操作时，术野拓展应该由助手用钳子来完成，而术者左手钳子仅限微调，为了能够立即处理出血，应该始终做好这样的准备。

▶（2）ARCV：ARCV 是一细小脆弱的血管，抓住该血管反而可引起损伤部位的扩大，因此首先用纱布压迫。能够确认血管时，可用夹子夹闭，也可用 LCS 凝固并切断。在 GCT 分叉部损伤时，用纱布压迫后，用带吸引的凝固设备（笔者使用球形吸引凝固设备，模式为柔和电凝）更为有效。

若出现即使用纱布压迫也难以控制的大血管损伤时，应该毫不犹豫中转开腹，并请血管外科医生缝合血管。

◇ 参考文献

［1］大塚幸喜，佐々木章：上行結腸癌に対するD3郭清—肝彎曲近傍の上行結腸癌，c bulky N1を想定—. 腹腔鏡下大腸癌手術の要点と盲点，杉原健一，坂井義治編，文光堂，2016，pp.2-9.

［2］大塚幸喜，木村聡元，箱崎将規，ほか：進行横行結腸癌に対する腹腔鏡手術手技. 外科 2016；78：237-43.

［3］大塚幸喜，木村聡元，松尾鉄平，ほか：［合併症ゼロを目指した最新の低侵襲内視鏡外科手術］Ⅵ.大腸・肛門 1.腹腔鏡下結腸右半切除術—術中偶発症ゼロを目指して. 手術 2018；72：569-78.

［4］大塚幸喜，木村聡元，箱崎将規，ほか：腹腔鏡下直腸癌手術—超音波凝固切開装置の活用法. 臨床外科 2017；72：569-77.

专栏

右半结肠癌手术是难度低的手术吗？

一般认为，腹腔镜下右半结肠癌手术几乎标准化的腹腔镜下乙状结肠癌手术同一难度水平，但是从学会或研究会的报告来看，目前尚未达到标准化。其理由之一是，一旦损伤SMV、MCV、ARCV、GCT等高风险的静脉系统就会导致严重并发症，而且附近存在十二指肠、胰腺等重要脏器。因此对经验不足的医生来说，也是压力较大的手术。根据2015年National Clinical Database Annual 报告，右半结肠切除术的术后30天死亡率为1.3%，与低位前切除术（0.3%）、食管切除重建术（0.8%）、肝切除术（1.2%）、胰头十二指肠切除术（1.1%）相比较，其死亡率惊人地高。此外，根据JCOG 0404试验的亚组分析结果，各单位之间在进展期结肠癌腹腔镜手术的术后并发症（2~4级）方面有较明显的差异，右半结肠癌的手术技术标准化是当前亟待解决的问题。

第二节　腹腔镜下左侧横结肠、降结肠切除术

山口茂树　埼玉医科大学国际医疗中心消化外科

❗ 学会手术技术的要点

1. 深刻理解结肠脾曲的解剖，特别是大网膜附着部和网膜囊的解剖、左侧横结肠系膜的游离层和胰体尾部的附着部。
2. 了解中结肠动脉左支、副中结肠动脉、左结肠动脉等支配动脉的关系和变异种类，以此判断清扫范围。
3. 结肠脾曲的静脉回流血管是肠系膜上、下静脉，需要掌握其走行。

一　术前

（一）手术适应证（临床判断）

1. 具有手术适应证的病例

● 凡是能够接受全身麻醉的多数左侧横结肠癌、降结肠癌患者，均为腹腔镜手术的适应证。因为此处结肠与胰腺、脾脏等实质脏器紧邻，且多数有变异血管，因此要根据肿瘤进展程度和术者技术水平来确定。

2. 非手术适应证的病例

● 对于巨大肿瘤，特别是向周围脏器或腹壁广泛浸润的病例和有穿孔引起腹膜炎、穿孔引起脓肿、中枢血管损伤、严重的淋巴结转移等风险的病例，为了迅速应对出血，应该选择开腹手术。

（二）术中体位与器械（图1-2-1）

● 通过右下斜位的截石位或者分腿位，使小肠移向右侧。
● 进行降结肠操作时取头低位，避免横结肠和大网膜影响术野。
● 进行横结肠操作时取头高位，避免小肠和降结肠影响术野。
● 电缆和管道类设备尽可能在患者头侧布置，以避免影响术者和助手。

（三）腹壁切口（图1-2-2）

● 脐部插入镜子专用穿刺器，右上、下腹分别留置术者所使用的2个穿刺器，左上、下腹分别留置2个助手穿刺器。切割闭合器一般不在体内使用，术者和助手也可用5mm的穿刺器，不过为了能够及时用纱布处理出血，术者选用12mm穿刺器较为安全。辅助切口一般选择脐部，但是如果遇到横结肠不能牵出体外等情况，也可选用上腹部切口。

图 1-2-1 体位与器械

为了能保持稳定的头低位，采用右下斜位，布置下肢支架、躯干专用固定器、护头垫等，手术之前必须测试手术台稳定性。

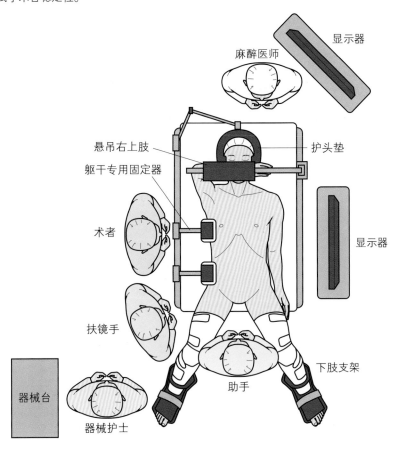

图 1-2-2 穿刺器的位置

脐部留置进镜子的穿刺器，右上、下腹部留置 2 个术者穿刺器，左上、下腹部留置 2 个助手穿刺器。纵向切开脐部进行辅助切口的操作。患者体型较大时将术者穿刺器偏向内侧留置。

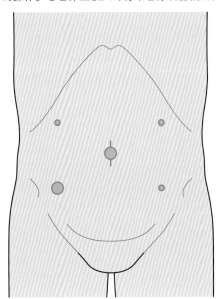

5mm

12mm

（四）围术期要点

1. 术前

- 大肠手术的术前准备，用泻药清洁肠道尚有争论，但手术前使用抗生素是由 CDC（美国疾病控制与预防中心）推荐的。对于并发大肠癌引起狭窄的病例，因为可能有服用泻药引起肠梗阻或穿孔的风险，应避免使用泻药。笔者所在单位通常只用吡苯氧磺酸钠（匹可硫酸钠片）和二甲硅油。

2. 术后

- 术后早期进食和拔除引流管可缩短住院天数。术后不需要进流食，在笔者所在单位术后第 2~3 天就开始提供半份量的半流食。原则上不需要使用引流管。关于镇痛药，定期使用对乙酰氨基酚，一般不使用麻药。

二 手术操作

（一）手术顺序的注意点

- 结肠脾曲癌的淋巴结清扫范围经常是中结肠动脉周围和左结肠动脉周围双区域，可根据肿瘤部位，清扫一侧区域即可。
- 结肠脾曲的游离是必不可缺的操作。如需切除大网膜，确定其适当的切除范围。此外大网膜广泛与结肠粘连时，辨认出有效的大网膜切除线，会缩短手术时间。

（二）实际手术顺序

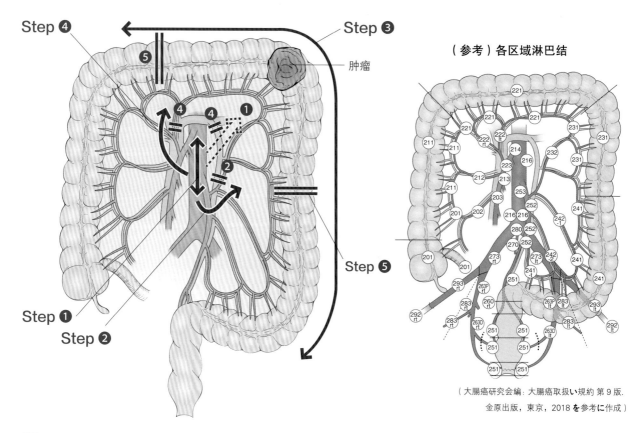

（大腸癌研究会編：大腸癌取扱い規約 第 9 版.
金原出版，東京，2018 を参考に作成）

［ ◀Focus 代表本章中需要掌握的手术技术（以后阐述）］

Step ❶
第28页
左侧结肠系膜的游离 ◀Focus 1 📹

Step ❷
第30页
肠系膜下动脉区域淋巴结清扫（图A）
a. 显露肠系膜下动脉 *
b. 显露并切断左结肠动脉 ◀Focus 2
c. 显露并切断肠系膜下静脉末梢侧 *

Step ❸
第32页
结肠外侧的游离
a. 降结肠外侧的游离（图B）*
b. 开放网膜囊，游离横结肠和确定大网膜切除范围 ◀Focus 3 📹
c. 切开横结肠系膜胰腺下缘附着部（副中结肠动静脉的处理）◀Focus 4 📹

Step ❹
第36页
中结肠动脉区域淋巴结清扫（图C）
a. 切断肠系膜下静脉中枢侧 *
b. 显露并切除中结肠动脉左支 ◀Focus 5
c. 显露并切除中结肠静脉左支 *

Step ❺
第39页
体外操作：肠切除、吻合（功能性端端吻合）*

*：在此简单介绍手术技术窍门（ Knack ）。

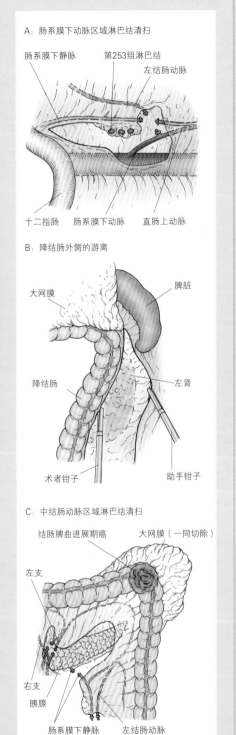

A：肠系膜下动脉区域淋巴结清扫
肠系膜下静脉　第253组淋巴结　左结肠动脉
十二指肠　肠系膜下动脉　直肠上动脉

B：降结肠外侧的游离
大网膜　脾脏　降结肠　左肾　术者钳子　助手钳子

C：中结肠动脉区域淋巴结清扫
结肠脾曲进展期癌　大网膜（一同切除）
左支　右支　胰腺　肠系膜下静脉　左结肠动脉

27

三 掌握手术技术

Step ❶

左侧结肠系膜的游离

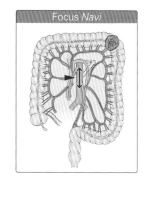
Focus Navi

（一）手术起始点与终点（图1-2-3）

● 通过内侧入路向外侧游离降结肠，向头侧游离结肠系膜至胰腺附近。

图1-2-3 左侧结肠系膜的游离
a：切开肠系膜下静脉内侧（右侧）的腹膜
b：广泛游离左肾前的腹膜后筋膜

ⓐ

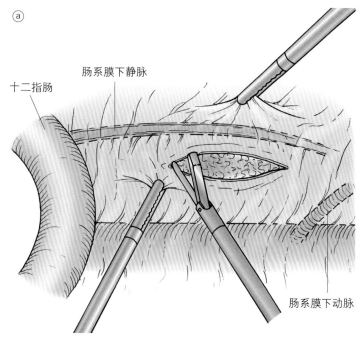

十二指肠
肠系膜下静脉
肠系膜下动脉

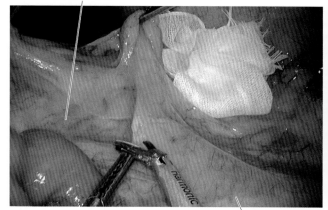

肠系膜下静脉
肠系膜下动脉

ⓑ

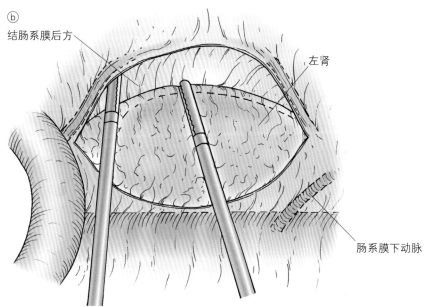

结肠系膜后方
左肾
肠系膜下动脉

（二）需要掌握的手术技术

> ◉ **手术技术概要**
>
> 　游离结肠系膜和后腹膜的生理性粘连（📹◀ ⑥）。
>
> ◉ **需要掌握的手术技术的要点**
>
> 　（1）在肠系膜下动脉上方切开肠系膜下静脉内侧（右侧）腹膜。
>
> 　（2）确认腹膜下筋膜及结肠系膜后方（Toldt 融合筋膜）的游离层面，充分加以游离。

📹◀ ⑥

扫视频目录页
二维码

（视频时间 03：01）

（三）评估

Q 如何拓展术野？

▶ 助手站于患者双腿之间，将左结肠系膜和横结肠向头侧移开。

Q 从哪开始游离？如何寻找游离层面？

▶ 切开肠系膜下静脉右侧腹膜，进入结肠系膜后方游离层面。

▶ 多数结肠系膜背侧组织菲薄，应在肠系膜下静脉近旁寻找游离层面。

Q 游离到哪？有何标志？

▶ 外侧游离至降结肠，头侧游离至胰腺附近。

▶ 腹膜下筋膜的白色分界线为外侧标志。

Q 游离技巧是什么？

▶ 看到白色分界线后，给予系膜充分张力，把该筋膜向后方游离下来。

▶ 由于腹膜后和结肠系膜之间存在穿通小血管，仔细予以凝固、切断而保持干燥术野。

▶ 特别是偏于尾侧、外侧的游离，术者左手通过患者右上腹穿刺器进行钝性分离更为有效。

Q 游离的陷阱有哪些？

▶ 将肠系膜下静脉向腹侧游离过程中，注意不要进入胰腺后方，注意胰腺和脾静脉（**图1-2-4**）。

▶ 可从肠系膜下动脉背侧开始游离乙状结肠，该动脉本身会被保留下来，起不到提高结肠活动性的效果。

图1-2-4 结肠系膜的游离层

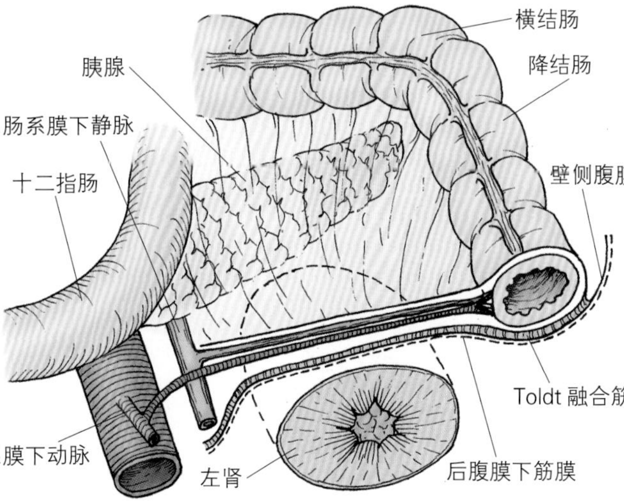

胰腺

横结肠

降结肠

肠系膜下静脉

十二指肠

壁侧腹膜

Toldt 融合筋膜

肠系膜下动脉

左肾

后腹膜下筋膜

Knack **a. 显露肠系膜下动脉**

● 清扫血管周围淋巴组织的同时保留肠系膜下动脉。沿着血管鞘游离至能确认左结肠动脉分支为止。如果其与乙状结肠动脉形成共同干时，需要继续游离其共同干直至显露左结肠动脉。

Focus 2 ▶ **b. 显露并切断左结肠动脉**

（一）手术起始点与终点（图1-2-5）

● 完成肠系膜下动脉周围淋巴结清扫，此后切断左结肠动脉和肠系膜下静脉末梢侧。

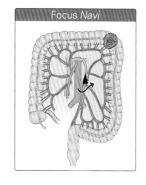

Focus Navi

图 1-2-5 显露并切断左结肠动脉

a：显露肠系膜下动脉根部（D3 淋巴结清扫）
b：切断左结肠动脉（单独分支）
c：切断左结肠动脉（与乙状结肠动脉形成共同干）

ⓐ

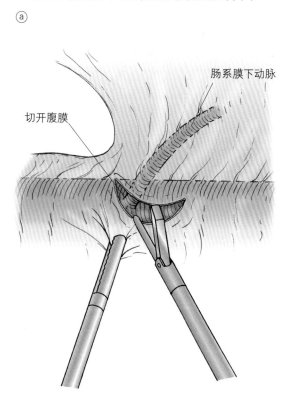

肠系膜下动脉

切开腹膜

ⓑ

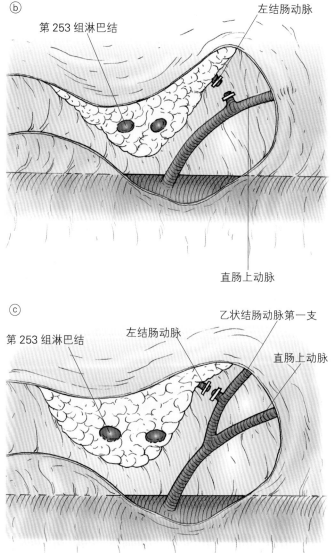

第 253 组淋巴结

左结肠动脉

直肠上动脉

ⓒ

第 253 组淋巴结

左结肠动脉

乙状结肠动脉第一支

直肠上动脉

（二）需要掌握的手术技术

> ◉ **手术技术概要**
>
> 进行肠系膜下动脉区域淋巴结清扫并切断动静脉。
>
> ◉ **需要掌握的手术技术的要点**
>
> （1）进行 D3 淋巴结清扫时从肠系膜下动脉根部开始清扫，并向末梢侧进行游离，显露出左结肠动脉分支部。
>
> （2）切断左结肠动脉分支部，随后切断与其伴行的肠系膜下静脉。
>
> （3）如果患者为降结肠癌，也切断乙状结肠动脉第一支。

（三）评估

Q 如何拓展术野？

▶助手抬起肠系膜下动脉。根据实际情况提起结肠系膜予以适当张力。

▶保留肠系膜下动脉和直肠上动脉，应该夹持系膜，避免夹持动脉导致动脉损伤。

Q 从哪开始游离？有好的入路方法吗？

▶D3 清扫是从肠系膜下动脉根部开始，D2 清扫时从肠系膜下动脉根部末梢侧附近开始确认左结肠动脉分支。

▶肠系膜下动脉根部位于十二指肠水平部下方，根据右髂总动脉推测主动脉分叉部位，其头侧存在肠系膜下动脉，以此推测其位置。

▶动脉是比较坚韧的组织，要一层一层地剥掉周围组织而暴露血管。

Q 游离到哪？有标志吗？

▶肠系膜下动脉发出第一支后，不再需要游离末梢侧（直肠上动脉）。

▶对于从横结肠到结肠脾曲的癌，一般保留乙状结肠动脉第一支，降结肠癌则切断之。

Q 有游离、切除技巧吗？

▶肠系膜下动脉多是由比较厚的神经鞘围绕，一般保留该神经鞘而只切除周围组织。

▶确认到第一支后，如果该分支走向头侧则是左结肠动脉，直径较小时直接予以切断。

▶第一支直径粗大时也许为与乙状结肠动脉第一支构成的共同血管干，因此需要进一步游离并只切断左结肠动脉。

Q 游离、切除的陷阱是什么？

▶左结肠动脉和乙状结肠动脉第一支有较多变异，术前应该通过 CT 确认。

▶此两个动脉如果有共同干而需要切除时，对紧邻肠系膜下动脉的共同干处、两个分支依次夹闭一个夹子，随后分别切断两个动脉。

▶大部分肠系膜下静脉走行于动脉背侧，但也有走行于腹侧的病例。

c. 显露并切断肠系膜下静脉末梢侧

● 切断左结肠动脉后，在其背侧显露肠系膜下静脉。在同一水平切断静脉。偶见此静脉走行于腹侧。

Step ③ 结肠外侧的游离

Knack **a. 降结肠外侧的游离**

● 在直乙交界处外侧切开腹膜，并继续切开降结肠外侧腹膜。如果从内侧游离很充分，容易进入降结肠后方。术者将结肠附近腹膜向上内侧牵引，助手将腹壁侧腹膜向下方牵引而继续切开至结肠脾曲。

Focus 3 **b. 开放网膜囊，游离横结肠和决定大网膜切除范围**

（一）手术起始点与终点（图1-2-6）

● 游离左侧横结肠和降结肠后，大网膜呈向上方翻转状态。

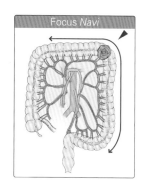

Focus Navi

图1-2-6 开放网膜囊，游离横结肠

a：开放网膜囊

b：游离横结肠和降结肠

ⓐ

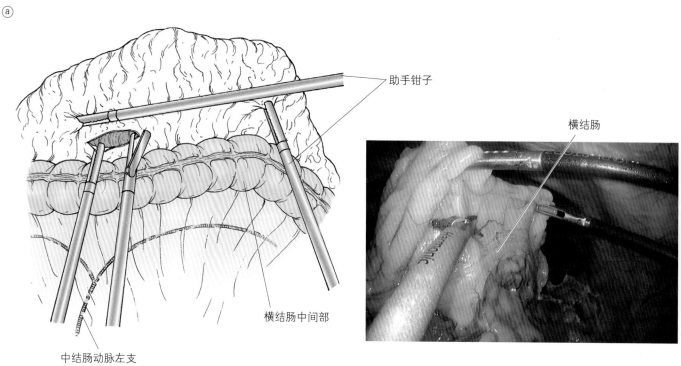

助手钳子

横结肠

横结肠中间部

中结肠动脉左支

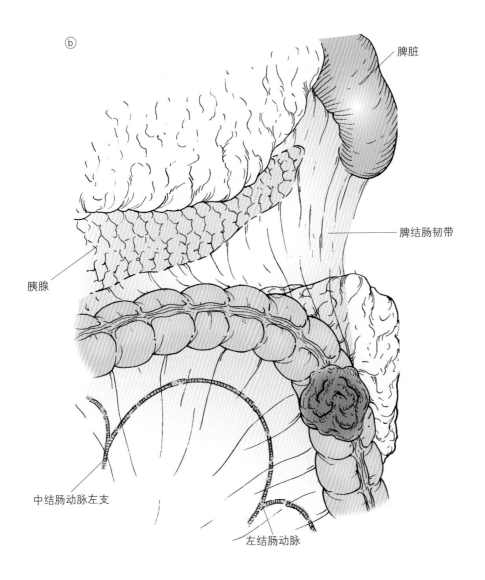

ⓑ

脾脏

脾结肠韧带

胰腺

中结肠动脉左支

左结肠动脉

（二）需要掌握的手术技术

◉ **手术技术概要**

在横结肠和大网膜之间切开而打开网膜囊，汇合于降结肠（⑦）。

◉ **需要掌握的手术技术的要点**

（1）切开大网膜和横结肠附着部而开放网膜囊，使其汇合于已被游离的降结肠。

（2）对于横结肠或结肠脾曲的进展期癌，把其附近大网膜一并切除。

扫视频目录页
二维码

（视频时间02：40）

（三）评估

Q 如何拓展术野？

▶通过助手的两把钳子将大网膜向腹侧展开，此时交叉钳子，则更容易游离。

▶术者夹持横结肠附近腹膜，并切开大网膜。

Q 从哪开始切开？有好的入路方法吗？

▶切开起始部位是距肿瘤有一定距离的横结肠中间部。

▶观察大网膜的薄弱部位，为切开的起始点。

Q 切到哪？有标志吗？

▶切到距肿瘤有一定距离的部位，早期癌时可以沿着结肠进行大网膜切开。

▶肿瘤累及肠壁全层时，需要一并切除周围大网膜。

▶切开大网膜延续至降结肠外侧游离出来的层面。

Q 有切开技巧吗？

▶大网膜切开的同时，助手应调节夹持部位及张力，使切开部位不断展开。

▶假如助手向头侧牵引，术者的器械难以达到组织，助手应该不断向腹侧、尾侧牵引组织。

▶特别是在结肠脾曲附近，沿着结肠进行游离更为容易。

▶如果大网膜广泛与结肠脾曲粘连，可切开大网膜，与结肠一起游离下来，以便节省时间。

Q 切开时有陷阱吗？

▶大网膜往往与脾脏粘连，用力牵引可能引起脾被膜损伤。因此应该始终保护组织，避免过度牵引。

▶大网膜粘连牢固时，可偏于大网膜侧予以切开，避免对结肠造成热损伤。

▶有些病例手术中进入网膜囊后还会有大网膜组织，特别是在左侧，需要进一步切开，注意显露胰腺下缘的结肠系膜。

Focus 4 **c. 切开横结肠系膜胰腺下缘附着部**
（副中结肠动静脉的处理）

（一）手术起始点与终点（图1-2-7）

● 从横结肠中间部到降结肠游离结肠和结肠系膜。

图 1-2-7 切开横结肠系膜胰腺下缘附着部，副中结肠动静脉的处理

a：从胰腺下缘切开横结肠系膜
b：完全游离左侧横结肠

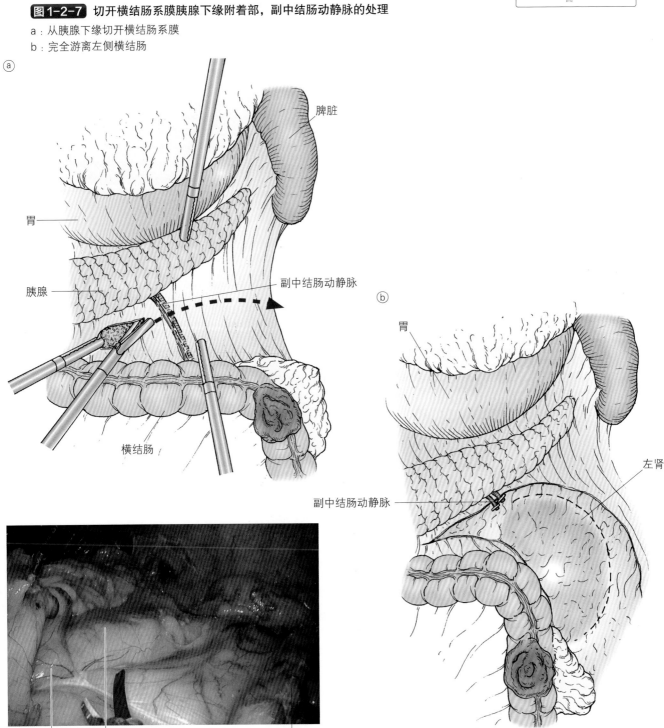

ⓐ

脾脏

胃

胰腺

副中结肠动静脉

横结肠

ⓑ

胃

副中结肠动静脉

左肾

胃　　胰腺　　　　　横结肠

（二）需要掌握的手术技术

> ◉ **手术技术概要**
>
> 观察已经充分切开的网膜囊，在胰腺下缘尾侧切开横结肠系膜，完成结肠脾曲的游离（🎥◀⑧）。
>
> ◉ **需要掌握的手术技术的要点**
>
> （1）确认网膜囊后方的胰腺、横结肠系膜切开系膜。
>
> （2）事先从横结肠系膜内侧充分游离，随后仅切开一薄层膜便可完成操作。

🎥◀⑧

扫视频目录页
二维码

（视频时间 02：56）

（三）评估

Q 如何拓展术野？

▶助手钳子将左侧横结肠向尾侧背侧牵拉，以此对横结肠系膜加以张力。此外将胃侧大网膜移向头侧。

Q 从哪开始切开？如何找好游离层？

▶在确认胰腺下缘和横结肠系膜背侧游离部位后进行切开。

▶电刀也可从外侧切开，超声刀需要从内侧向外侧切开。

Q 切开到哪？有何标志？

▶切开至完全游离结肠脾曲及其系膜。

▶胰腺下缘下方一般可见从内侧所游离的腹膜下筋膜游离面。

Q 切开技巧是什么？

▶从内侧游离时，把纱布放于横结肠系膜后方，便可容易进行系膜切开。

Q 切开的陷阱？

▶副中结肠动静脉有时从横结肠系膜左侧走向胰腺下缘并走行于胰腺后方。此时在胰腺下缘切断血管。

▶左侧横结肠的静脉回流有时汇入肠系膜下静脉，注意避免损伤。

Step ❹ 中结肠动脉区域淋巴结清扫

Knack a. 切断肠系膜下静脉中枢侧

●将被切断的肠系膜下静脉末梢侧向尾侧牵引，并切开其中枢侧。如有左侧横结肠的静脉汇入，将它一并切除。如果难以判断，切断中结肠动静脉左支后再切断左侧横结肠的静脉为宜。

Focus 5 ▶ b. 显露并切断中结肠动脉左支

（一）手术起始点与终点（图1-2-8）

● 完成中结肠血管周围淋巴结清扫后，为了能够向体外牵出横结肠，需先处理血管。

Focus Navi

图1-2-8 显露并切断中结肠动脉左支

a：确定中结肠动脉区域的切除范围

b：切断中结肠动脉左支

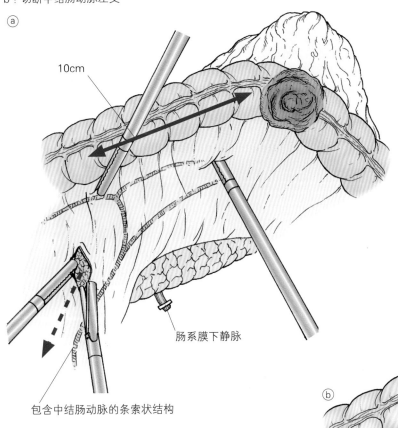

ⓐ

10cm

肠系膜下静脉

包含中结肠动脉的条索状结构

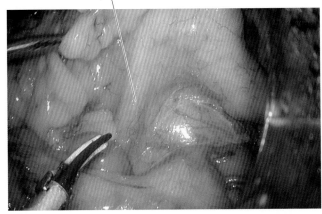

中结肠动静脉右支

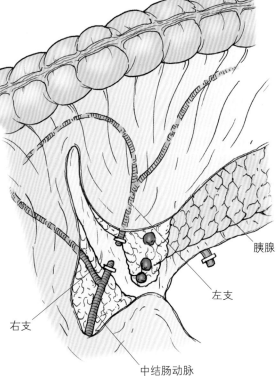

ⓑ

胰腺

左支

右支

中结肠动脉

（二）需要掌握的手术技术

> ◉ **手术技术概要**
>
> 　左侧横结肠到结肠脾曲的肿瘤应该进行包括中结肠动脉左支清扫的 D2 淋巴结清扫，而对疑似淋巴结转移病例，应该进一步进行包括中结肠动脉根部的 D3 淋巴结清扫。
>
> ◉ **需要掌握的手术技术的要点**
>
> 　（1）中结肠动静脉分支有多种，根据每个病例的需要掌握清扫范围。
>
> 　（2）左侧横结肠边缘动静脉一般较长，若为 cN0，需要清扫到中结肠动脉左支，即 D2 清扫；若为 cN1 以上，应实施到中结肠动脉根部的 D3 清扫，一般保留中结肠动脉右支。

（三）评估

Q 如何拓展术野？

▶助手提起横结肠系膜而拓展术野。

▶尽可能使术者钳子处于自由状态，以便进行血管处理，因此助手根据实际情况变换血管或系膜夹持部位。

Q 从哪开始游离？如何找好游离层？

▶在胰腺下缘的横结肠系膜处切开，直至中结肠动静脉条索状结构附近。

▶在距肿瘤 10cm 的结肠近端切开横结肠系膜，将其设为清扫线。

Q 游离到哪？有何标志？

▶继续切开系膜后，会遇到中结肠动脉，确认分叉部后切断左支，完成 D2 清扫。

▶切断动脉后，切断其后方的静脉。

▶D3 清扫时，切除中枢侧脂肪组织，并清扫到肠系膜上动脉附近。

Q 游离、切开技巧有哪些？

▶横结肠系膜切开时首先切开腹膜，然后切开疏松组织而打开结肠系膜的无血管区。

▶针对含有血管的条索状结构，依次切开结缔组织鞘而显露血管。

▶显露血管后，沿血管壁游离周围组织，确认血管分叉而切断目标血管。

Q 游离、切开的陷阱有哪些？

▶有时在结肠脾曲 10cm 的安全范围内只有边缘血管，即可能只包含肠周淋巴结。此时切除范围应该包括滋养血管和中间淋巴结，因此需进一步延长肠管切除范围。

▶中结肠动脉右支和左支有时不形成共干而独立走行。

▶有时肠系膜上动脉分支——副左结肠动脉供血降结肠。

Knack **c. 显露并切断中结肠静脉左支**

● 多数情况下走行于同名动脉的腹侧。切断动脉后小心游离。应该了解所谓静脉左支往往从肠系膜上静脉独立发出。

Step ❺

Knack **体外操作：肠切除、吻合**

● 延长脐部切口而把结肠向体外牵拉。由于横结肠侧难牵出体外，故向上方延长切口。我们一般采用功能性端端吻合术，但是如果将肠管牵出体外较为困难，也可考虑行手工端端吻合。

四 问题解答

（一）术中出血（图1-2-9）

Q 术中出血的好发部位在哪里？

▶最需要注意的是脾损伤。

▶大网膜出血概率较大。

▶副中结肠动静脉损伤可能会导致意外出血。

Q 术中出血的原因是什么？

▶粗暴操作、对解剖部位不熟悉而引起出血。

▶多数脾损伤出血是由于大网膜过度牵引引起的脾被膜损伤。

▶大网膜切开时血管凝固不充分而引起出血。

▶血管损伤是由于血管走行方向的辨别不足或者游离操作引起的。

Q 术中出血的预防方法有哪些？

▶为了避免脾损伤，不应该把大网膜向尾侧过度牵引。多数结肠脾曲的游离可以保留大网膜，因此可把大网膜向腹侧拓展而避免使脾脏结肠粘连部位产生张力。

> **图1-2-9** 术中出血
> 助手钳子虽然需要牵引大网膜而拓展术野，但是应该不断确认其与脾脏的位置关系，调整牵引方向，由此避免造成脾损伤。

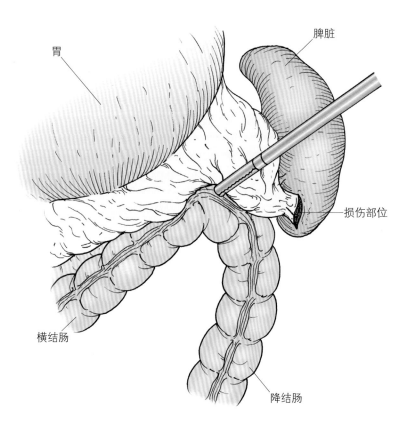

▶结肠脾曲和大网膜粘连较广泛或者牢固时，可考虑切开大网膜，但应该有计划地切开，并充分凝固止血后切开。

▶注意在胰腺下缘的副中结肠动脉以及在肠系膜下静脉根部附近的副中结肠静脉的走行。

Q 术中出血的处理方法有哪些?

▶当发生脾被膜和浅部脾损伤时，在尝试压迫止血的同时利用止血剂进行止血。

▶也可考虑采用柔凝功能止血。

▶大网膜和血管损伤时首先用纱布压迫而控制出血，同时判断出血源头。和助手一起确保术野后，缓慢解除压迫而确认出血源头并将出血控制住，此后通过凝固的方法止血或用夹子止血。

▶不管任何形式的出血，如果出血控制困难，或者有大量出血的可能，应该立即中转开腹。

（二）术中结肠损伤（图1-2-10）

Q 术中结肠损伤的好发部位是哪里?

▶游离结肠脾曲时牵引肠管引起的损伤。

▶松解结肠和大网膜粘连时，特别是大网膜粘连牢固且广泛时引起的损伤。

图1-2-10 术中结肠损伤

脂肪垂和大网膜往往粘连到结肠壁，边界不清楚时，应该偏于大网膜侧进行切开，由此避免肠管损伤。

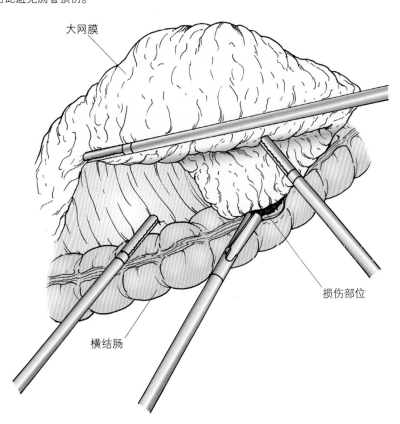

大网膜

损伤部位

横结肠

Q 术中结肠损伤的原因是什么？

▶因牵拉肠管时粗暴操作而引起。

▶大网膜切开时过度靠近肠管或没辨别出肠管走行。

Q 术中结肠损伤的预防方法是什么？

▶尽量避免直接钳夹肠管，必须钳夹时应用无损伤性钳子，增加肠管钳夹面积而避免仅钳夹在一点。

▶助手拓展大网膜时，应该不断确认大网膜与肠管的关系。

Q 术中结肠损伤时如何处理？

▶浆膜损伤或小面积损伤时，以缝合结扎的方式修补肠管。

▶损伤累及范围广时需要进行肠切除和重建。

◇ 参考文献

[1] 山口茂樹, 石井利昌, 近藤宏佳, ほか: 脾彎曲部・下行結腸癌に対する結腸切除術. 臨床外科 2017; 72: 97–102.
[2] 山口茂樹, 田代浄, 石井利昌, ほか: 結腸癌に対する腹腔鏡下脾彎曲部結腸切除術. 消化器外科 2011; 34: 265–74.

结肠脾曲的游离

在大肠癌的手术操作当中，对于结肠脾曲癌或降结肠癌必须进行结肠脾曲游离，而乙状结肠切除或直肠前切除时游离脾曲的机会并不多。在欧美手术例数最多之一的乙状结肠憩室炎手术时，经常进行脾曲游离。其理由是日本人的内脏脂肪少，而且乙状结肠较长，因此不需要进行脾曲游离。反过来说，因为游离脾曲经验少导致脾曲游离不熟练。直肠前切除时如果担心吻合口有张力，应该进行脾曲游离，但实际上由于手术时间长及其复杂性，可能有些术者对游离脾曲较为犹豫。

通过内侧入路的结肠脾曲游离是按系膜游离、降结肠外侧切开、网膜囊开放、横结肠系膜切开的顺序依次完成的，不需要进行血管处理。笔者希望各位专家熟练掌握该手术技术。我认为掌握了该手术技术，可成为更高等级的外科医生。

第三节　腹腔镜下乙状结肠切除术

浜部敦史，竹政伊知朗　札幌医科大学消化·综合、乳腺·内分泌外科

❗ 学会手术技术的要点

1. 通过掌握腹下神经、输尿管、生殖血管的走行以及腹下神经前筋膜、后腹膜下筋膜的膜结构，可在正确的解剖层面进行游离。
2. 清扫第 253 组淋巴结时，注意不要切入清扫的淋巴脂肪组织，切断肠系膜下动脉。
3. 处理直肠系膜时注意避免不在同一个水平面而导致螺旋式游离，确保术野和确认直肠上动脉走行为要点。

缩 略 语 表

- IMA：inferior mesenteric artery，肠系膜下动脉
- IMV：inferior mesenteric vein，肠系膜下静脉
- LCA：left colic artery，左结肠动脉
- SRA：superior rectal artery，直肠上动脉

一　术前

（一）手术适应证（临床判断）

1. 具有手术适应证的病例

- 除乙状结肠癌外，虽然病例数较少，但 GIST 也为其适应证。

  以下阐述乙状结肠癌。

  根据 JCOG 0404 结果，关于 Stage Ⅱ、Ⅲ期进展期结肠癌的治疗，没能证实腹腔镜手术劣于开腹手术，其效果为良好。因此根据肿瘤因素和患者因素以及单位成熟度，考虑进展期癌为腹腔镜手术适应证。

  关于伴有轻度后腹膜脂肪组织浸润的 T4b 病例和穿孔引起肿瘤周围局限性脓肿、淋巴结转移、远处转移的病例，有时可考虑进行腹腔镜手术。

- 对狭窄、肠梗阻病例而言，肠道减压后可进行腹腔镜手术。
- 即使患者有开腹手术病史，确认其术式和次数后，如果可行，可考虑进行腹腔镜手术。

2. 非手术适应证的病例

- 除上述以外的 T4b 病例。
- 肿瘤直径超过 8cm 的病例。

（二）术中体位与器械（图1-3-1）

体位

● 体位方面，采用利用下肢支架的分腿位。膝关节高度低于腹部水平（因为向头侧操作时术者右手碰到患者右下肢）。当术中取头低位、右侧低位时，避免患者体位滑动，用固定器夹在两侧髂骨翼，以彻底固定体位。转动床位的同时，确认头顶部、颈部、肩部有无受压。注意如果压迫肩部，可能导致臂丛神经功能障碍。

器械

器械电源线的布置应每次都相同。

● 钳子：抓钳使用有窗、尖端弯曲型、无损伤的钳子为宜。分离钳准备2个马里兰钳子。当进行血管周围游离时，有时术者两手同时用马里兰钳子进行操作。

● 电铲型单极电刀或超声刀（LCS）：术中游离、切断、止血时使用。应分别了解各自的优点和缺点。

本文阐述笔者等所使用的LCS手术技术。无论用哪个工具，术野拓展是相同的。LCS的优点为，凝固切开组织的同时，可形成清楚的游离平面，止血效果高，其本身能夹住组织，因此可节省更换抓钳的时间。LCS方面，使用 Harmonic（ Ethicon ）/Sonicision™（ Covidien ）/THUNDERBEAT（ Olympus ）。

图 1-3-1 体位与器械

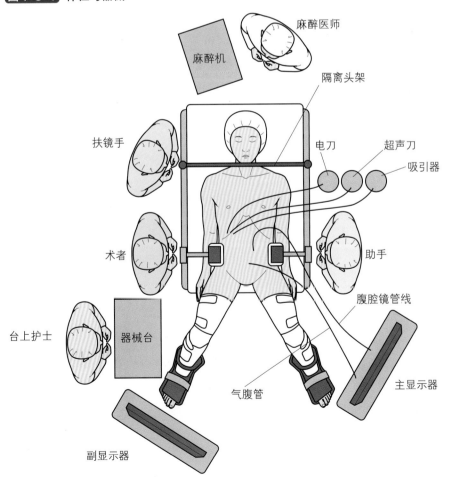

- 带有凝固功能的吸引器：有利于切开细小血管之前的预凝固和出血时止血。我们联合使用柔凝。
- 线型切割闭合器、管型吻合器：用 DST（double stapling technique）进行结肠直肠吻合。

（三）腹壁切口（图1-3-2）

- 脐部开 2.5cm 长的小切口。脐部切口置入可以插入 12mm 穿刺器（腹腔镜专用）的切口保护套。对于肥胖病例或肿瘤较大时，调整切口长度。
- 其次在右下腹部插入穿刺器（在耻骨上缘上方 2 横指的皮纹上、右腹壁下血管外侧插入 12mm 穿刺器）。
- 右侧腹部穿刺器选择 5mm 大小的，插于脐部水平、比右下腹部穿刺器偏内侧 1 横指的位置。
- 左侧穿刺器选择 5mm 大小的，位置对称于术者侧。
- 穿刺器之间距离应保证 8~10cm。
- 腹壁和皮肤松弛病例可能引起术中穿刺器错位，此时通过缝线把穿刺器固定于皮肤上为宜。

图1-3-2 穿刺器的位置

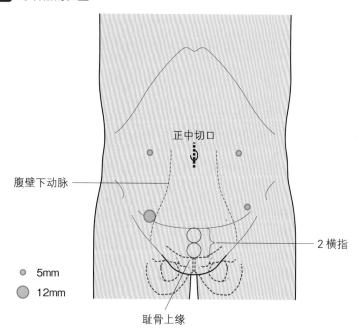

正中切口

腹壁下动脉

2 横指

○ 5mm
● 12mm

耻骨上缘

（四）围术期要点

1.术前

●禁食：术前 1 天禁食。若小肠扩张，则难以确保术野。

2.术后

●术后第 1 天建议离床活动。

●术后第 3 天开始进食。

二 手术操作

（一）手术顺序的注意点

●在此介绍乙状结肠切除术和针对乙状结肠癌的 D3 淋巴结清扫。

●应该明确钳子的作用并做好准备。

●为准确切开组织，应该具有"切开视野可见到的组织"而不是"切开后才可以见到组织"的思维。助手两把钳子和术者左手钳子总共 3 把钳子予以适当反向牵引而形成三角形平面，即可见切开线（triangulation）。

●通过切开线显示切开部位，该做法使手术标准化。本章提到的所有步骤都与此有关。形成切开线的步骤首先是助手的两把钳子形成一边，术者左手钳子抓住对侧顶点。

●术者和助手避免同时动作，需协调地进行手术。

●术者右手用能量设备切开组织时，避免同时切开腹膜与脂肪组织。应首先只切开腹膜，然后可辨别其下方的脂肪组织层面，即可进行准确游离。

●乙状结肠切除，基本上可根据本章所示方法进行手术。重要的是每个步骤落实后，马上进行下一步操作，这样可缩短手术时间。

（二）实际手术顺序

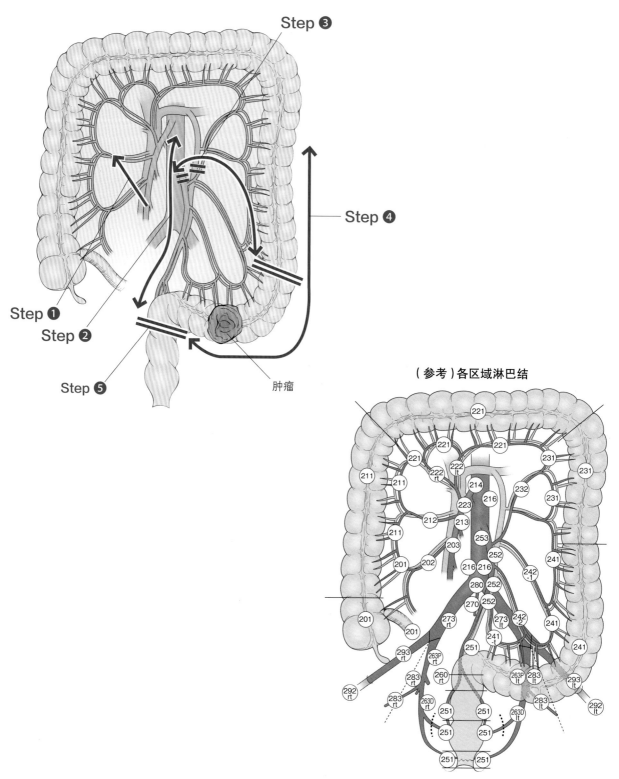

Step ❸

Step ❹

Step ❶

Step ❷

Step ❺

肿瘤

（参考）各区域淋巴结

（大腸癌研究会編：大腸癌取扱い規約 第9版. 金原出版，東京，2018
を参考に作成）

Step ❶
第50页

移除小肠 Focus 1

Step ❷
第52页

内侧入路
（直肠、乙状结肠游离） Focus 2 ▮◀

a. 牵拉直肠、游离直肠（**图A**）

b. 游离乙状结肠

Step ❸
第56页

清扫第253组淋巴结、切断血管 Focus 3

a. 决定第253组淋巴结的清扫范围

b. 切断IMA（**图B**）

c. 切断LCA、IMV

Step ❹
第59页

外侧游离 Focus 4 ▮◀

a. 切开乙状结肠至降结肠的外侧

b. 切开直肠外侧（**图C**）

Step ❺
第61页

处理直肠系膜，切断、吻合直肠 Focus 5 ▮◀

a. 处理直肠系膜

b. 切断直肠（**图D**）

c. DST吻合

A

直肠

腹下神经　直肠系膜游离层面

B

第253组淋巴结

C

道格拉斯窝

左髂总动脉　直肠系膜

D

子宫

卵巢

直肠　直肠固有筋膜

三 掌握手术技术

Focus 1 **移除小肠**

（一）手术起始点与终点

● 拓展术野，移除遮挡在道格拉斯窝—髂总动脉—主动脉—十二指肠悬韧带附近的小肠（**图 1-3-3**）。

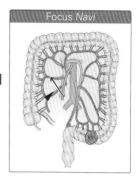

图1-3-3 术野拓展

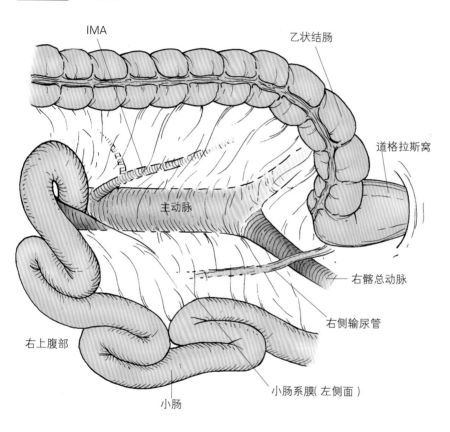

IMA

乙状结肠

道格拉斯窝

主动脉

右髂总动脉

右侧输尿管

右上腹部

小肠

小肠系膜(左侧面)

（二）需要掌握的手术技术

◉ **手术技术概要**

确保良好术野是安全进行手术的根本。在此基础上，对乙状结肠切除术来说，需要把小肠移到右上腹部。取头低位、右倾斜位后，把小肠移到右上腹。

◉ **需要掌握的手术技术的要点**

（1）头低位后确保有充分的下腹部操作空间，此后再插入下腹部穿刺器。此时需注意避免穿刺器尖端碰到小肠。穿刺器需要垂直腹壁插入。

（2）按回盲部、回肠、空肠的顺序，依次将小肠移向右上腹部。仅仅移动肠管，小肠很容易掉入术野。重要的是将肠管和肠系膜视为整体，一定把肠系膜左侧平面翻转向腹侧。随后，在上一个翻转平面上，再覆盖下一个肠系膜平面。此时如果把小肠推入已经翻转的肠系膜平面之间，可能会导致术野拓展不充分。

（3）子宫较大或存在子宫肌瘤时，可把子宫悬吊至前腹壁侧。

（三）评估

Q 小肠扩张时，或者肠系膜脂肪较多的病例手术中，难以确保术野时该怎么办？

▶根据患者的状态，有时难以确保如上术野。

▶切断肠系膜下动脉（IMA）时，有时小肠滑入术野，此时术者千万不能在用左手处理小肠的同时游离IMA周围、切断IMA。万一出血，极其危险。

▶在左上腹部或多或少有部分小肠，应该优先保持能确认IMA根部以及十二指肠悬韧带的术野。

Q 回盲部周围存在粘连时该怎么办？

▶我们常常遇到由于阑尾炎术后引起回盲部粘连的病例。如果粘连涉及髂总动脉前面，或是从盆腔内移除小肠不充分的病例，应该松解粘连后再拓展术野。

▶粘连广泛时，术者转到患者左侧后再进行粘连松解。

Step ❷
Focus 2 **内侧入路（直肠、乙状结肠游离）**

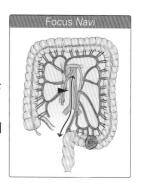

Focus Navi

（一）手术起始点与终点

- 直肠游离：游离 L5 至直肠膀胱皱襞水平的结直肠。上腹下神经丛至右腹下神经保留于头侧（图 1-3-4、图 1-3-5）。
- 乙状结肠游离：把输尿管和生殖血管保留于背侧。切断 IMA 之后向外侧进行游离（图 1-3-6、图 1-3-7）。

图 1-3-4 直肠游离前
①把直肠子宫皱襞的延长线上的直肠系膜附着部向 10 点方向牵引。
②代表切开直肠右侧腹膜的方向。以直肠子宫皱襞的底面为目标进行切开。
③向拔出钳子方向牵引。
④抓住在骶骨岬上立起来的皱襞。
⑤在 S1 水平夹住右髂总动脉前面腹膜，向垂直于肠系膜的方向牵引。

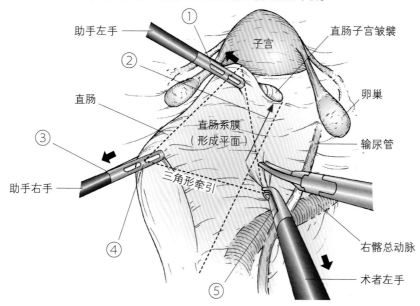

图 1-3-5 直肠游离后

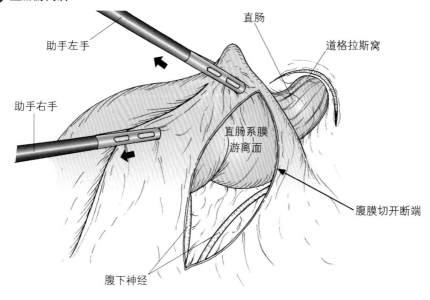

图 1-3-6 乙状结肠系膜游离前

①在主动脉分叉部头侧钳夹肠系膜，向拔出钳子的方向牵引。
②抓住 S1 腹膜切开部附近的直肠系膜，并向 12 点方向提起。
③切开乙状结肠系膜腹膜方向。

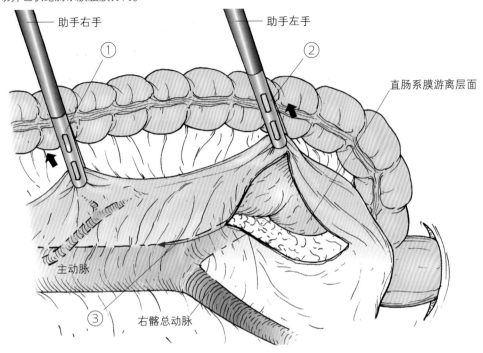

助手右手

助手左手

直肠系膜游离层面

主动脉

右髂总动脉

图 1-3-7 乙状结肠系膜游离后

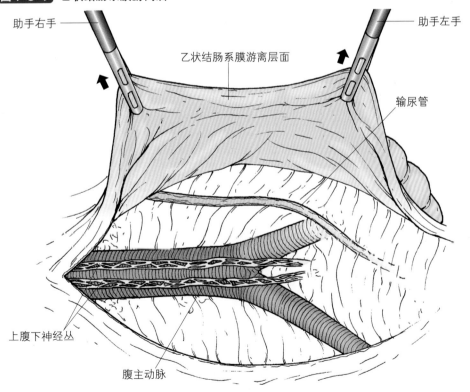

助手右手

乙状结肠系膜游离层面

助手左手

输尿管

上腹下神经丛

腹主动脉

（二）需要掌握的手术技术

> ● **手术技术概要**
>
> （1）牵拉直肠、游离直肠：
>
> 充分牵拉直肠，通过助手两把钳子将直肠系膜拓展成屏风状（形成平面）。切开直肠右侧腹膜起始部，随后沿着直肠固有筋膜的层面进行游离（9）。
>
> （2）乙状结肠游离：
>
> 沿腹主动脉向头侧切开腹膜。按照内侧入路，将后腹膜下筋膜前面的层次向外侧游离。
>
> ● **需要掌握的手术技术的要点**
>
> （1）为了牵拉直肠，首先需要把乙状结肠牵出骨盆外。此后将直肠呈屏风状拓展，随后开始游离。
>
> （2）了解标志性解剖结构的同时进行手术。需要识别上腹下神经丛、腹下神经、直肠固有筋膜、腰内脏神经、输尿管，并保留这些结构。

■◀ 9

扫视频目录页
二维码

（视频时间 00：55）

（三）评估

Q 直乙交界（SD junction）外侧的生理性粘连在什么时候进行游离？

▶有些病例存在直乙交界外侧的生理性粘连。

▶取头低位、右倾斜位后，把乙状结肠放置于乙状结肠系膜窝内，随后在两把钳子松开状态下，如果乙状结肠不掉入盆腔内，则不需要提前松解粘连。

▶粘连严重时，不能充分牵拉直肠；但与此相反，当有轻度粘连时，反而可防止结肠掉入盆腔内，此时可顺利进行手术。

▶若乙状结肠掉入盆腔内，需要松解粘连直至它不掉入盆腔内。

Q 游离直肠的术野是如何展开的？

▶牵拉直肠使直肠直线化，对直肠系膜施加张力，使之形成屏风状平面。

▶首先术者用左手将乙状结肠向骨盆外拉出。

图 1-3-8 骶骨岬附近可见皱襞

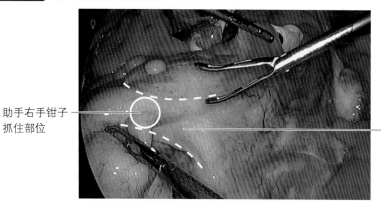

助手右手钳子
抓住部位

骶骨岬附近
可见皱襞

▶直肠膀胱皱襞（男性）或者直肠子宫皱襞（女性）牵拉竖立起来后，助手左手钳子向 10 点方向牵引其延长线上的直肠系膜附着部。

▶术者向上方牵引乙状结肠，骶骨岬附近显露直肠系膜皱襞（**图 1-3-8**），助手右手钳子钳夹皱襞，并向拔出钳子的方向牵引。

▶通过该操作，能够针对所有病例呈屏风状拓展直肠系膜。

Q 直肠膀胱皱襞（男性）、直肠子宫皱襞（女性）是什么？

▶在男性膀胱与直肠之间，在女性子宫与直肠之间，腹膜存在像镰刀状立起来的部位，向头侧牵起直肠后，可见呈 "U" 字形悬吊的腹膜结构。

▶当拓展直肠游离的术野时，它是一个解剖性标志，即是切开腹膜的标志。

Q 直肠游离的手术操作是什么？

▶在直肠系膜右侧，切开在腹膜附着部偏直肠侧数毫米处的腹膜。

▶在 S1 水平，术者左手钳子钳夹右髂总动脉前面腹膜，向垂直于肠系膜的 4 点方向牵引，形成反向牵引并切开。

▶向尾侧以直肠膀胱皱襞（直肠子宫皱襞）的底部为解剖标志加以切开。切开至该皱襞水平为止。

▶直肠系膜上会附着从背侧粘连起来的脂肪组织，术者左手钳子抓住后方组织并施加张力的同时，沿着直肠固有筋膜进行游离。

▶在背侧可见被腹下神经前筋膜覆盖的右腹下神经。直肠系膜侧多数可见在直肠固有筋膜内的直肠上动脉。提前向左侧（超过正中）游离。

Q 乙状结肠游离的术野拓展、术野操作是什么？

▶开始操作前，为避免乙状结肠影响术野，将其送入盆腔内。

▶助手左手钳子钳夹在 S1 水平的腹膜切开部附近的直肠系膜，并向 12 点方向牵引。

▶助手右手钳子钳夹主动脉分叉部偏上方的肠系膜，并向拔出钳子的方向牵引。钳夹肠系膜时，尽量把 IMA 一起牵拉起来。

▶主动脉前面和肠系膜之间存在着神经和血管分支，难以判断界线，因此游离操作较困难。游离时以主动脉前面神经（上腹下神经丛）为标志，将腹侧的脂肪组织从神经上剥离，使其附着于肠系膜的一侧。

▶换句话说，以髂总动脉为交界，在其尾侧沿直肠固有筋膜进行游离，在其上方时沿着腰内脏神经进行游离。

▶在主动脉左侧，覆盖输尿管和生殖血管的后腹膜下筋膜会粘连到肠系膜侧，因此虽然需要注意，但在此附近的游离层次一般容易识别。

Focus 3 清扫第 253 组淋巴结、切断血管

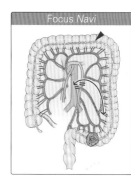

（一）手术起始点与终点

● 切断 IMA 根部，左右腰内脏神经保留到背侧（图 1-3-9、图 1-3-10）。

图 1-3-9 IMA 切断前

①第 253 组淋巴结清扫范围。头侧：十二指肠悬韧带下缘；右侧：主动脉右缘。

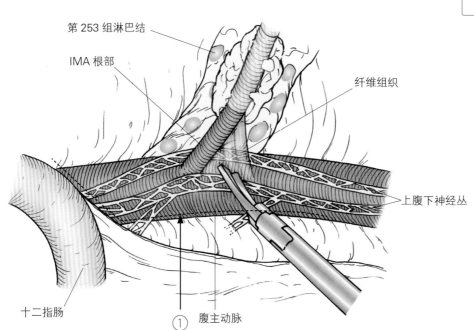

图 1-3-10 IMA 切断后

①把 IMA 根部左侧血管鞘横向切断。
②夹住 IMA 根部断端并向 12 点方向抬起。

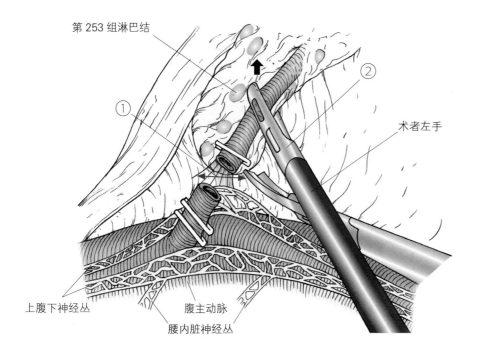

（二）需要掌握的手术技术

● **手术技术概要**

    a. 确定第 253 组淋巴结清扫范围：

        确认主动脉、十二指肠悬韧带的走行，以此确认淋巴结清扫范围。

    b. 切断 IMA ：

        保留左右腰内脏神经，切断 IMA 根部（D3 清扫时）。

    c. 切断 LCA、IMV ：

        在与 IMA 根部同一水平切断左结肠动脉（LCA）、肠系膜下静脉（IMV）。

● **需要掌握的手术技术的要点**

    （1）关于第 253 组淋巴结清扫，切开右腰内脏神经右侧、十二指肠悬韧带下缘的腹膜，这些为清扫外缘。注意清扫时避免切入清扫组织，避免损伤腰内脏神经的同时，显露 IMA 根部并将其夹闭切断。

    （2）切断 IMA 之后，我们不需立刻切断 LCA 和 IMV，而是从内侧充分游离乙状结肠至降结肠系膜后再切断该血管。因为切断 LCA 和 IMV 后，肠系膜张力变为松弛，导致肠系膜垂向后腹壁影响内侧入路的游离操作。

（三）评估

Q 第 253 组淋巴结清扫时术野拓展是什么样的？

▶在 IMA 根部周围形成有张力的平面，助手的两把钳子夹持肠系膜侧。

▶助手左手钳子夹持包含 IMA 的肠系膜，并向垂直于主动脉的前方牵引。或者抓住纱布后，放入在主动脉分叉部水平的已游离完的肠系膜后方，并如杠杆作用一样向前方顶起来（**图 1-3-11**）。由于后者可抬高肠系膜，有助于得到立体术野，但助手却需反向操作，因此由术者右手来操作抬起来后，把钳子转给助手。

▶助手右手钳子抓住 IMA 根部偏上方、IMV 附近腹膜，并向拔出钳子方向牵引。通过此操作，可以解放术者的左手钳子。

图 1-3-11 第 253 组淋巴结清扫，术野拓展

①抓住纱布放入在主动脉分叉部水平的、已游离完的肠系膜后方，并如杠杆作用一样向前方顶起来。

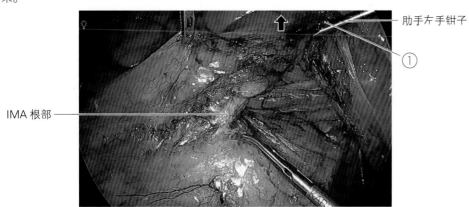

助手左手钳子

IMA 根部

Q 第 253 组淋巴结清扫时的手术操作是什么样的?

▶IMA 周围被血管鞘围绕,切开血管鞘而显露血管外膜。

▶要点是将 IMA 从主动脉平面垂直牵拉起来,同时切断在 IMA 后方的纵向纤维组织。纤维组织就像把 IMA 固定于主动脉的锚,如拔锚一样——切断纤维组织后,能够逐渐把 IMA 向垂直方向牵引。

▶最初是术者左手向自己方向牵引覆盖主动脉表面的腹膜,在 IMA 根部附近时,通过术者左手钳子,将 IMA 垂直牵拉起来,由此可以调整 IMA 附近张力而进行手术。

▶在 IMA 根部附近从左右腰内脏神经发出蹼状纤维组织包绕 IMA,因此切断该纤维并显露 IMA 外膜表面。在 IMA 根部中枢侧夹上 2 枚血管夹后切断 IMA。

▶IMA 切断是从距离根部 5mm 的末梢侧切断 IMA,保留血管桩,一旦出血,便于处理。

▶切断 IMA 后,因为 IMA 根部左侧会残留血管鞘,因此把它横向切断。此时术者左手夹持 IMA 根部断端,并向 12 点方向提起及施加张力。

Q 切开 IMA 根部血管鞘而显露外膜表面的技巧是什么样的?

▶从血管鞘表面一点点地切开而到达外膜并不是很简单的。LCS 的空化效应可能造成血管损伤引起出血,对于血管鞘肥厚病例,可能花费较长时间。

▶其技巧是从 IMA 后方开始游离。在 IMA 后方,血管鞘的纤维组织和血管外膜之间存在容易游离的间隙。如果把 LCS 的组织垫片侧滑入该位置,一刀就能显露出 IMA 外膜。

Step ❹

Focus 4 ▶ **外侧游离**

（一）手术起始点与终点

● 游离从降结肠中央至膀胱直肠皱襞（子宫直肠皱襞）的直肠（**图 1-3-12、图 1-3-13**）。

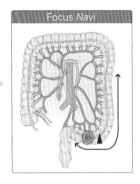
Focus *Navi*

图 1-3-12 切开乙状结肠至降结肠外侧

a：只切开一层腹膜
b：保留一层腹膜后融合筋膜的同时切开融合筋膜，可与内侧入路游离而来的层次相互交通

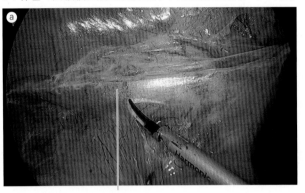

腹膜

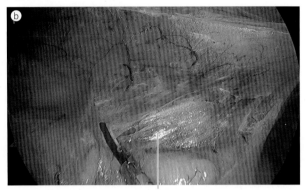

融合筋膜

图 1-3-13 切开直肠外侧

① 把骨盆腹膜向 10 点方向牵引。
② 识别清楚直肠系膜脂肪和盆侧脂肪分界（脂肪界线）。
③ 向 2 点方向用力牵引。
④ 抓住距腹膜切开断端 2~3cm 的直肠系膜。
⑤ 把被切断的外侧腹膜断端向拔出穿刺器方向牵引。

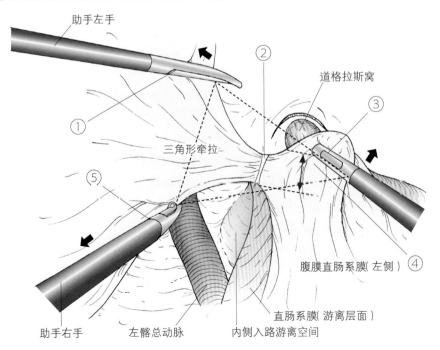

助手左手

②

道格拉斯窝

③

①

三角形牵拉

⑤

腹膜直肠系膜（左侧）④

助手右手

左髂总动脉

内侧入路游离空间

直肠系膜（游离层面）

（二）需要掌握的手术技术

> ◉ **手术技术概要**
>
> 从直乙交界附近到降结肠中央切开外侧腹膜，使其汇合于内侧入路的游离层面。随后将直肠左侧腹膜切开至和右侧切开部位同一水平（ ⑩ ）。
>
> ◉ **需要掌握的手术技术的要点**
>
> （1）切开乙状结肠至降结肠外侧：
>
> 内侧入路结束后，在结肠后方放置纱布，从外侧游离时，可以纱布为标志。切开腹膜后，在其正下方可见半透明融合筋膜，切断该筋膜。
>
> （2）切开直肠外侧：
>
> 切开直肠外侧腹膜，与内侧入路的游离层面汇合。若内侧入路尚未游离左腹下神经时，需要注意有时左腹下神经悬吊于直肠侧。反向牵引不充分时，可能误损伤该神经，确定术野后，方可切开。

扫视频目录页
二维码

（视频时间 01 : 07）

（三）评估

Q 乙状结肠至降结肠外侧的术野拓展、手术操作是什么样的？

▶ 切开降结肠外侧腹膜时，需要将降结肠牵拉成直线。助手右手钳子夹住降结肠中央附近脂肪垂，并向内侧、腹侧牵引。

▶ 通过术者左手钳子把直乙交界附近脂肪垂或者肠系膜向内侧牵引，即可得到降结肠的直线化。

▶ 沿着降结肠外侧的白色粘连部位内侧，用 LCS 只切开腹膜。

▶ 如果需要切开助手右手钳子所抓住的脂肪垂的上方水平，将助手右手钳子和术者左手钳子抓住的部位分别向上方移动。

Q 外侧切开时如何避免游离层面过深？

▶ 外侧游离时，也许不少年轻外科医生游离到深层（后腹膜下筋膜后方，即显露输尿管层面）。多数情况下，外侧粘连游离时已经进入深层。

▶ 我们反复强调，沿粘连部位内侧加以切开尤其重要。切开粘连部位本身时，多数进入深层。即使有 1~2mm 的差距，也可能进错层次。

Q 直肠外侧切开的术野拓展、手术操作是什么样的？

▶ 和直肠右侧腹膜切开相同，牵拉直肠为直线化而形成三角形平面（triangulation）至关重要。

▶ 助手右手钳子将被切开的外侧腹膜断端向拔除穿刺器方向牵引。

▶ 用助手左手钳子把偏左侧盆壁腹膜向 10 点方向牵引。

▶ 术者左手钳子夹住距腹膜切开断端 2~3cm 的直肠系膜，并向 2 点方向用力牵引。

▶ 此操作可以在对直肠外侧腹膜施加适当张力的同时进行切开。

Q 如何准确切开直肠外侧腹膜？

▶ 最重要的是做出正确的反向牵引。特别是术者左手钳子应该有意用力牵引，由此可得到良好术野。需要注意的是，术者左手钳子牵引较弱时会使组织松软，从而导致切开线靠近直肠侧。

▶ 此外，为了看清通过内侧入路游离的空间，将直肠从后向前漂浮样抬举也很重要（参照图1-3-13）。看见该空间的同时切断，能够立体地了解直肠系膜的圆形和其与外侧腹膜的关系。

▶ 应该看清直肠系膜脂肪和盆壁侧脂肪交界（脂肪界线）后进行切开。

Q 直肠游离应该游离到哪里？

▶ 通过以上操作，一般已游离到第2骶椎水平，因此可在骶骨岬水平切断直肠。

▶ 在骶骨岬附近的乙状结肠癌、直肠癌等需要在更远端切断直肠，应按需进一步游离。此时应该把直肠牵拉起来后（该手术技术在Focus 5介绍），沿直肠固有筋膜进行游离。

Step ❺

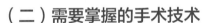

Focus 5 处理直肠系膜，切断、吻合直肠

（一）手术起始点与终点

● 用一枚钉仓切断直肠，把断端向上方拉出。
● 进行DST吻合。

（二）需要掌握的手术技术

> ◉**手术技术概要**
>
> 按照"从右侧4成""从左侧3成""从后方3成"把直肠系膜分别裸化。直肠系膜裸化后，用肠管阻断钳夹闭肠管，并冲洗直肠，随后通过60mm线型切割闭合器用一枚钉仓切断直肠（🎥◀ ⑪）。
>
> ◉**需要掌握的手术技术的要点**
>
> （1）处理直肠系膜：
>
> 处理直肠系膜时，需要注意系膜切开线应与直肠垂直且不呈螺旋形。直肠系膜处理线的偏差会导致肿瘤学上的根治性问题和残留直肠的血运问题。因此充分向上方牵引直肠和直肠系膜，在保留侧和切除侧之间切断直肠上动脉，远端直肠上动脉确切止血很重要（图1-3-14~图1-3-16）。
>
> （2）切断直肠：
>
> 处理系膜、冲洗直肠后，用线型切割闭合器垂直于直肠的状态下进行直肠切断。该步骤需要术者和助手的协调操作，因此需要缓慢、轻柔地操作（图1-3-17）。
>
> （3）吻合：
>
> 在线型切割闭合后的直肠断端中央稍旁边，刺出管型吻合器的中心杆。刺出中心杆时，吻合器本身容易向肛门方向滑脱，因此会阴部操作者需要注意。完成吻合后使用术中内镜确认有无出血，通过结肠充气试验来确认有无吻合口漏（图1-3-18）。

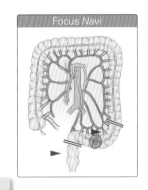

Focus Navi

▶◀ ⑪

扫视频目录页
二维码

（视频时间 00：41）

图1-3-14 直肠系膜处理（右侧）

①把直肠切开线近端向10点方向牵引。
②把直肠系膜断端向拔出穿刺器方向牵拉。
③抓住骶骨岬水平的直肠系膜，并向拔出穿刺器方向牵拉。

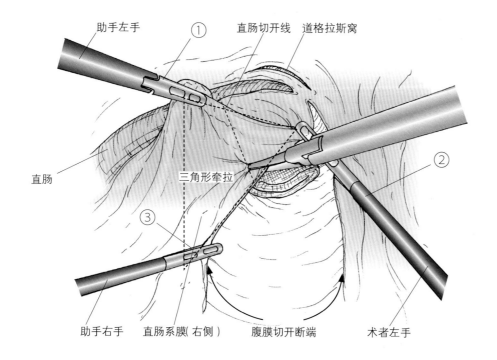

图1-3-15 直肠系膜处理（左侧）

①把切开线的偏远端的左侧直肠系膜向患者左侧、腹侧提起来。
②抓住骶骨岬附近的左侧直肠系膜，而使直肠拉出盆腔外，并推向术者方向。
③在切开线的偏近端抓住直肠附着部。

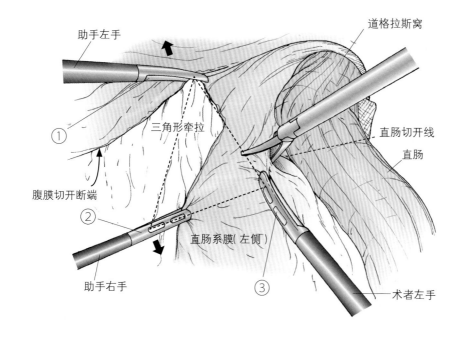

图1-3-16 直肠系膜处理（后方）

①助手用右手钳子杆把直肠壁和肠系膜向腹侧抬起来。
　钳子尖端应放到越过直肠壁的位置（下方）。
②一边确认左侧的直肠系膜处理线，一边进行切离。
③肠系膜发生扭转时，会影响到直肠上动脉的显露和切断。
④轻轻夹住远端直肠系膜。
⑤把切开线偏上方的直肠系膜向脐内侧韧带方向牵引。

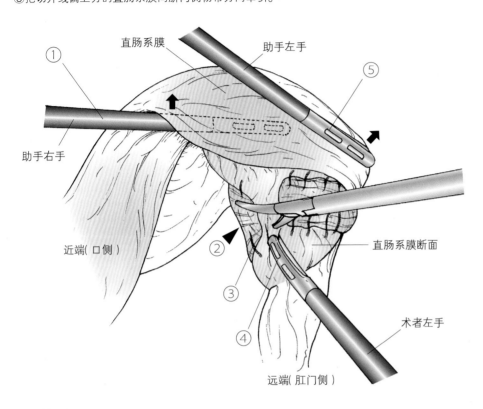

图1-3-17 直肠切断

①确保直肠后方的空间，插入线型切割闭合器。

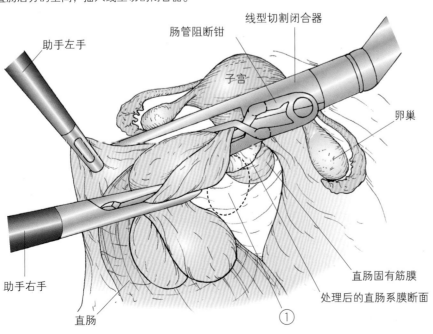

图 1-3-18 DST 吻合后

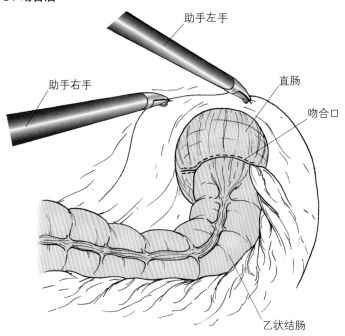

助手左手

助手右手

直肠

吻合口

乙状结肠

（三）评估

Q 处理直肠系膜时如何拓展术野、如何进行手术操作？

▶按照右侧→左侧→后方的顺序依次进行处理。在各个步骤都要有适当的张力。

▶在 LCS 的组织垫片侧和工作刀头之间，紧紧抓住直肠系膜组织而进行凝固切开。在此处不应该一点点地切开。

▶首先从右侧开始处理。

▶决定直肠切开线后，助手左手钳子抓住该部稍近端的直肠系膜附着部，并向 10 点方向牵引。

▶助手右手钳子抓住骶骨岬水平直肠系膜，并向拔出穿刺器方向牵引。

▶游离直肠和直肠系膜，对直肠系膜进行凝固切开。

▶继而处理左侧。

▶助手右手钳子抓住骶骨岬附近的左侧直肠系膜，从骨盆拉出直肠的同时，把直肠向术者方向推倒。

▶助手左手钳子将切开线附近的远端左侧直肠系膜向患者左侧、腹侧抬起来。

▶术者左手抓住切开线稍近端的直肠附着部，予以反向牵引的同时进行系膜处理。

▶最后从后方处理。

▶将直肠从盆腔向腹侧立起来才能够处理后方。

▶助手左手钳子抓住直肠切开线偏上方、右侧直肠系膜，并向腹侧偏右、脐内侧韧带方向（1 点方向）牵引。

▶利用助手右手钳子杆，把直肠和其肠系膜一起从后向前抬起来。

▶术者左手轻轻抓住远端直肠系膜，对切开线施加反向牵引。

Q 直肠切开时如何拓展术野、如何进行手术操作？

▶ 处理直肠系膜后，用肠管阻断钳夹闭直肠而冲洗直肠。对内镜切除后切缘阴性病例的补救手术，可省略该步骤。冲洗直肠后，从右下穿刺器插入 60mm 的线型切割闭合器，用 1 枚钉仓切断。

▶ 在此介绍肠管阻断钳和线型切割闭合器插入时的术野拓展。

▶ 在直肠切开线偏近端，助手右手钳子夹住右侧直肠系膜，助手左手钳子夹住左侧直肠系膜，并向头侧牵引。此时从后方抬起直肠而牵出操作空间，就容易插入线型切割闭合器。

▶ 助手用 2 把钳子协调操作，调节直肠倾斜、翻转角度，使从右侧插入的线型切割闭合器顺利放置到切断部位。多数乙状结肠切除术能够一次切断。

Q 直肠系膜处理后，肠管阻断钳、线型切割闭合器不易插入时该如何处理？

▶ 即使系膜处理时术者右手钳子操作顺利，但是由于肠管阻断钳以及线型切割闭合器的钉仓较长，横过肠管等阻断操作是困难的。

▶ 为顺利进行操作，如上术野拓展后，把术者右手钳子视为肠管阻断钳而轻微夹闭肠管。调节肠管轴和直线钳子插入角度（模拟）（图1-3-19）。模拟时如果能形成良好术野，其后操作也容易完成。

图 1-3-19 模拟直肠切断

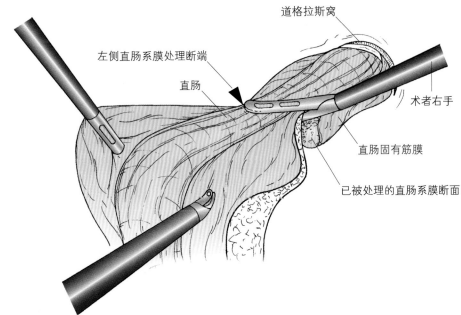

道格拉斯窝

左侧直肠系膜处理断端

直肠

术者右手

直肠固有筋膜

已被处理的直肠系膜断面

●腹腔镜下乙状结肠切除术中可能遇到的问题有①出血、②吻合相关问题。

（一）术中出血

Q 如何控制内侧入路游离平面的出血？

▶后腹膜下筋膜前面的游离层面存在血管交通支。凝固后切开进行游离是最佳方法，即使出血，也可用纱布压迫止血。柔凝止血也是有用的手段。如果出血较多，应该重新确认游离层面是否正确。

Q IMA 周围出血时该如何控制？

▶游离 IMA 根部附近时，有时会发生 IMA 周围血管出血。如果能在血管鞘与血管外膜之间游离，几乎不出血，但是血管鞘肥厚病例不容易进行游离。如果出血时，把纱布放到出血部位与 IMA 之间，用钳子压迫 1min 就能止血。与上述同样，柔凝也是主要的止血手段。

Q 处理直肠系膜时如何控制出血？

▶处理直肠系膜时的出血可分两类：直肠上动脉分支的出血以及直动脉出血。后者已在 Focus 5 中阐述，本来是应该避免的出血；如果出血，避免损伤到直动脉附近的直肠，识别清楚出血点的同时，应该用柔凝等方法点对点地止血。

▶在此阐述直肠上动脉分支的出血。SRA 在直肠分出多个分支。处理直肠系膜时，条索状结构的 SRA 分支分别用 LCS 彻底凝固切开后即可止血。凝固切开时，助手稍微减弱牵引力量可容易止血。如果出血，与其他操作相同，柔凝的方法是有用的。

（二）吻合相关问题

Q 直肠狭窄时该如何处理？

▶少数病例由于直肠口径狭窄，无法插入管型吻合器。其中多数可通过直径较粗的直肠部位，但是卡在 RS、Ra 附近，会阴部操作者能感到强烈阻力。用力插入造成肠管损伤，因此避免盲目用力。可以采用再次涂抹润滑剂，换成口径较小的吻合器（需要重新装入钉砧头）等方法，也可在直肠前壁刺出中心杆而进行端侧吻合。

Q 残留直肠长度是多少？

▶考虑到血运，残留直肠不应太长。根据病变位置、乙状结肠长度，确保距肿瘤远端 10cm 后，其切开线仍然位于 Sudeck 点近端时，在骶骨岬处进行离断。即使进行如上操作，有些病例依然残留较长直肠，吻合器无法达到断端。此时可以再次切断直肠，但是也需要再次处理直肠系膜并切断直肠，而且近端已被切断时，难以拓展术野。因此也可采取与直肠狭窄时同样的方法，进行端侧吻合更简便易行。但是，吻合之前需要确认残留直肠近端血运是否良好。

◆ 参考文献

1）竹政伊知朗，沖田憲司，西舘敏彦，ほか: 再確認しよう！ 内視鏡外科の基本手技; 体位からデバイスの使用法まで 7. 剝離・授動，リンパ節郭清操作. 消化器外科 2017; 40: 1189-98.

2）竹政伊知朗: 腹腔鏡下大腸癌手術 解剖学に基づいた視野展開について—カウンタートラクション. 臨床外科 2016; 71: 1479-82.

3）Drake RL, Vogl AW, Mitchell AWM: グレイ解剖学 原著第3版，塩田浩平・秋田恵一監修・監訳，エルゼビア・ジャパン，2016.

专栏

将腹腔镜下乙状结肠切除术标准化就足够了吗?

在日本内镜外科学会技术认定制度的大肠领域当中，腹腔镜下乙状结肠切除术为审查术式，其及格率非常低。当然为了及格需要实践标准化的术式，本文重点详述"标准化、规范化"。但是，我的感受与标准化同样，手术操作的"流畅性"也极为重要。钳子抓住组织时，张开钳子或闭上钳子的简单动作无法明确是否抓住组织。通过钳子缓慢闭合，把组织一点一点地夹进来，同时调节钳子对组织的强度，最后捕捉组织的关键点，我们重视这样的感觉。松开组织时，一下子松开而组织随重力掉下去，这样的画面不完美，轻放组织更为优雅。两手钳子协调而流畅地进行手术也很重要。术者进行腹腔镜下乙状结肠切除术时除了"标准化（科学）"以外，关注钳子的每步操作，而提高"流畅性（艺术）"的技术，应该充分做好训练之后，再面对手术。不断学习是成为高手的捷径。

第二章 | 直肠

◉ 第一节　腹腔镜下低前切除术

◉ 第二节　腹会阴联合直肠切除术的会阴操作

◉ 第三节　侧方淋巴结清扫

第一节 腹腔镜下低前切除术

塚本俊辅 日本国立癌研究中心中央医院大肠外科
绢笠祐介 东京医科齿科大学大学院消化外科

学会手术技术的要点

1. 为了完全切除肿瘤的同时保留直肠功能，基本切开线设为保留自主神经的游离层，根据肿瘤位置和进展程度选择是否进入外侧游离层。
2. 盆腔手术时由于盆壁侧无空间，术者牵引盆壁侧也难以产生张力。因此把直肠牵拉向头侧，即可明确其对侧的固定于后腹膜或者盆壁侧组织之间的游离层次。
3. 该切除的直肠系膜脂肪呈黄色，该保留的盆壁侧组织呈偏白色，识别清楚色调差异再进行手术。

缩 略 语 表

- DST：double stapling technique，双吻合技术
- TME：total mesorectal excision，全直肠系膜切除
- TSME：tumor-specific mesorectal excision，肿瘤特异性直肠系膜切除

一 术前

（一）手术适应证（临床判断）

1. 具有手术适应证的病例

- 肿瘤不侵及其他脏器，即使不合并切除其他脏器也能得到直肠癌根治性治疗的病例。
- 能够充分确保肿瘤远端距离，切断直肠后仍可进行 DST 的病例。

2. 非手术适应证的病例

- 广泛侵及其他脏器，且需要全盆腔脏器切除的病例。
- 肿瘤靠近肛门，为了保证远端肠管切缘距离而需要行括约肌间切除术或者直肠切除术的病例。

（二）术中体位与器械

- 腹腔内操作：取截石位、右倾斜位、头低位，利用重力将小肠推至右上腹部。术者和扶镜手站于患者右侧，助手站于患者双腿之间而观看患者左侧显示器（**图 2-1-1a**）。
- 盆腔内操作：解除右倾斜位，只取头低位而把小肠收纳到上腹部。术者和扶镜手依然站于右侧，助手移到患者左侧，并把显示器挪到患者足侧（**图 2-1-1b**）。
- 使用机器：30° 斜面腹腔镜，腹腔镜钳子（鸭嘴钳、无损伤肠钳、分离钳、钉砧把持钳），铲形电刀，超声刀，尖端可凝固的冲洗吸引器，腹腔镜专用血管夹。

图 2-1-1 体位与器械

a：腹腔内操作位置
b：盆腔内操作位置

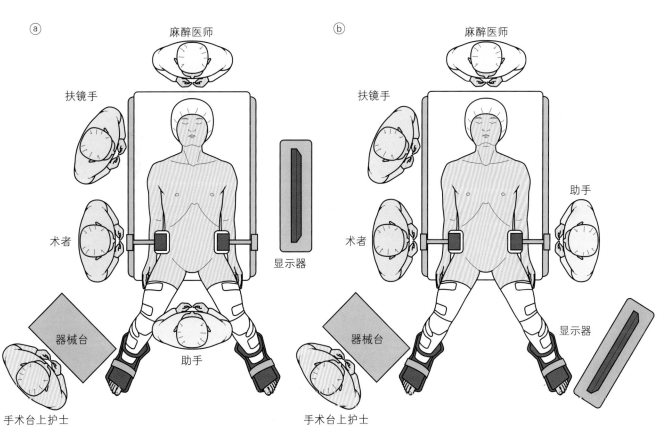

（三）腹壁切口（图2-1-2）

- 在脐部放置12mm带球囊腔镜专用穿刺器，右下腹部放置12mm穿刺器，右上腹部、左下腹部、左上腹部分别放置5mm穿刺器。取出标本时延长脐部切口。
- 把右下腹部12mm穿刺器放置于下方稍微靠近正中，这样更方便切断远端直肠。

图2-1-2 腹壁切口

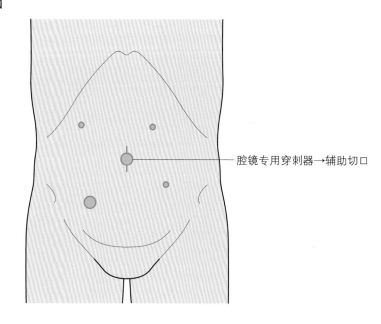

腔镜专用穿刺器→辅助切口

○ 5mm
◉ 12mm

（四）围术期要点

1. 术前

- 对于无肿瘤导致肠管狭窄的病例，手术前一天嘱患者口服匹可硫酸钠，做好肠道准备。
- 对于肿瘤造成肠管狭窄的病例，如果服用匹可硫酸钠等刺激性泻药，可引起肠内压升高导致梗阻性肠炎。因此早期住院禁食，同时口服氧化镁而减少肠内残留粪便。

2. 术后

- 为了保护吻合口，需要避免肠内压升高，因此留置肛门引流管至术后第4天。留置于吻合口旁的腹腔引流管在术后第5天拔除。
- 术后第3天开始饮水，术后第4天开始进食。一般术后第7天出院。

二 手术操作

（一）手术顺序的注意点

●标准的手术步骤如下页所示。

●直肠游离按照容易识别的顺序进行，即由后壁、前壁到侧壁顺序依次进行。但是后壁游离时，如果试图直接游离至肛管附近会比较困难，这是由于腹膜牵拉的影响，组织张力减弱，导致操作过程张力不充分。张力不充分的状态下进行游离导致识别不清游离层次，因此当直肠的张力不充分时需要变换游离路线，应该在不断保证适当张力的术野下进行手术，应该对最有张力的部位进行操作。

（二）实际手术顺序

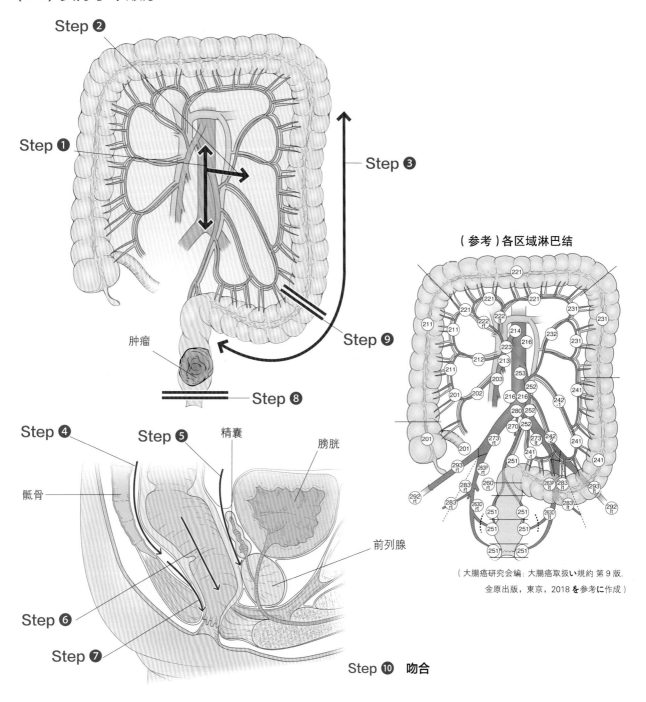

Step ❷

Step ❶

Step ❸

肿瘤

Step ❾

Step ❽

Step ❹

Step ❺ 精囊

膀胱

骶骨

前列腺

Step ❻

Step ❼

Step ❿ 吻合

（参考）各区域淋巴结

（大腸癌研究会編：大腸癌取扱い規約 第9版.
金原出版，東京，2018 を参考に作成）

[◀Focus 代表本章中需要掌握的手术技术（以后阐述）]

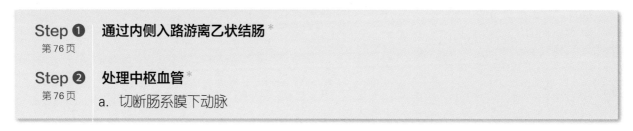

| Step ❶ 第76页 | **通过内侧入路游离乙状结肠** * |
| Step ❷ 第76页 | **处理中枢血管** *
 a. 切断肠系膜下动脉 |

b. 切断肠系膜下静脉

c. 切断左结肠动脉

Step ❸
第76页

切开外侧腹膜与游离乙状结肠 *

Step ❹
第77页

游离直肠至腹膜返折部（图 A） `Focus 1` ◀◼

a. 游离直肠后间隙

b. 切开腹膜至道格拉斯窝

Step ❺
第80页

游离低位直肠前壁 `Focus 2` ◀◼

a. 切开道格拉斯窝腹膜

b. 保留邓氏（Denonvilliers）筋膜的直肠游离

Step ❻
第83页

游离直肠侧壁（图 B） `Focus 3` ◀◼

a. 游离自主神经和直肠系膜

b. 游离自主神经肛门侧的直肠

Step ❼
第85页

游离肛管附近（图 C） `Focus 4` ◀◼

a. 游离肛管后侧壁

b. 切断后方韧带

c. 游离肛管前壁

Step ❽
第88页

处理直肠系膜和切断直肠 `Focus 5`

a. 处理直肠系膜

b. 冲洗直肠

c. 用线型切割闭合器切断直肠

Step ❾
第90页

辅助切口和取出标本 *

a. 在脐部做辅助切口

b. 把近端肠管向体外拉出

c. 处理肠系膜，移除标本

Step ❿
第90页

吻合 *

a. 重新建立气腹

b. 通过 DST 吻合

* ：在此简单介绍手术技术窍门（ `Knack` ）。

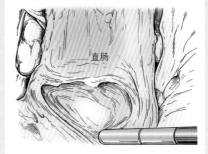

A：游离直肠至腹膜返折部

直肠

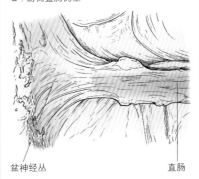

B：游离直肠侧壁

盆神经丛　　　　　　　　　直肠

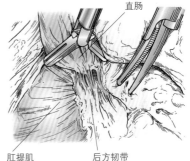

C：游离肛管附近

直肠

肛提肌　　　　后方韧带

三 掌握手术技术

Step ❶
Knack 通过内侧入路游离乙状结肠

● 切开肠系膜下动脉右侧腹膜，游离结肠系膜和后腹膜。确认带光泽的结肠系膜的同时，通过游离把自主神经保留到后腹膜侧。

Step ❷
Knack 处理中枢血管

a. 切断肠系膜下动脉 /b. 切断肠系膜下静脉 /c. 切断左结肠动脉

● 在肠系膜下动脉根部附近切开血管鞘，显露动脉壁后夹闭并切断。切断肠系膜下动脉后，进一步充分游离结肠系膜后方，在同一水平切断肠系膜下静脉和左结肠动脉。

Step ❸
Knack 切开外侧腹膜与游离乙状结肠

● 在直乙交界附近切开外侧腹膜而延续至内侧入路之层面，随后游离降结肠外侧。同样向远端进行乙状结肠左侧游离。

Step ❹

Focus 1 游离直肠至腹膜返折部

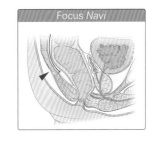

Focus Navi

（一）手术起始点与终点

● 游离直肠乙状结肠交界部和高位直肠（图2-1-3）。

图 2-1-3 游离直肠至腹膜返折部位

a：开始游离直肠后壁
b：腹膜返折部腹膜切开

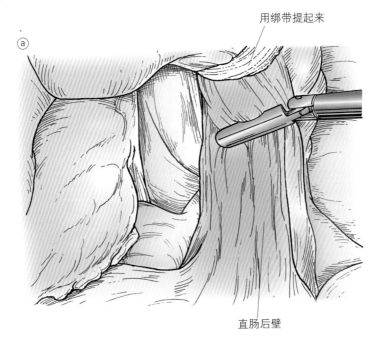

用绑带提起来

直肠后壁

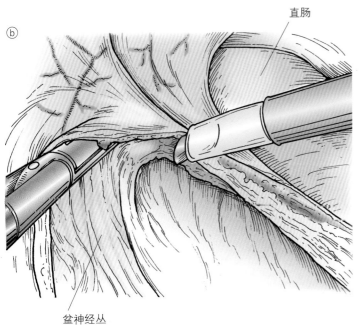

直肠

盆神经丛

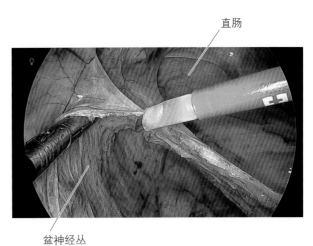

直肠

盆神经丛

（二）需要掌握的手术技术

> ◉ **手术技术概要**
>
> 从骶骨岬向肛门侧游离直肠后方。游离一定程度之后，由于左右腹膜的牵拉不能对后方施加有效张力，此时中断后方游离而切开直肠左右腹膜至腹膜返折部（📹⏴⑫）。
>
> ◉ **需要掌握的手术技术的要点**
>
> （1）牵拉直肠呈直线化为特别重要的步骤，由助手牵引系在直肠上的绑带而把直肠直线化。术者用左手钳子向直肠对侧空间牵拉而显露出游离面。
>
> （2）根据肿瘤进展程度选择相应游离层。如果原发病灶或淋巴结未靠近后腹膜侧直肠固有筋膜，则为了保留左右腹下神经而在直肠固有筋膜和腹下神经前筋膜之间的层次游离。

📹⏴ ⑫

扫视频目录页
二维码

（视频时间 02：24）

（三）评估

Q 如何形成术野？

▶ 把绑带缠到直肠上，助手左手从左下穿刺器插入钳子并夹持该绑带，如从盆腔拉出直肠一般牵拉直肠，呈直线化状态（**图2-1-4**）。

▶ 直肠后壁：助手将直肠推向膀胱方向，充分拓展直肠后壁。助手右手钳子放置于乙状结肠至直肠乙状结肠交界部系膜后方而使之整体抬高。术者左手钳子把直肠推向腹侧而施加张力。

▶ 直肠左壁：助手将直肠拉向偏右侧，拓展直肠左侧。助手右手钳子夹持左侧盆壁，术者左手将直肠推向对侧而予以反向牵引。

▶ 直肠右壁：助手将直肠拉向偏左侧，拓展直肠右侧。与左壁操作不同，通过助手右手钳子把直肠推向对侧，术者左手钳子夹住右侧盆壁而形成反向牵引。

图2-1-4 用绑带直线化直肠

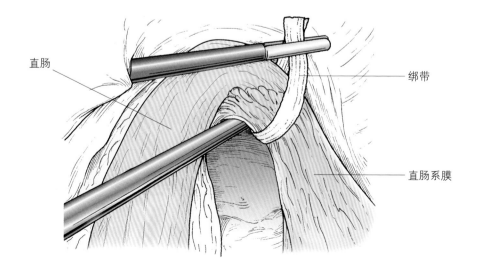

直肠

绑带

直肠系膜

Q 游离层选择哪里?

▶一般来说,为了保留包绕左右腹下神经的筋膜,在直肠固有筋膜和腹下神经前筋膜之间游离(图2-1-5)。

▶原发灶或转移淋巴结接近于直肠固有筋膜时,为了保证切缘阴性,选择切除腹下神经前筋膜的层次。

Q 腹膜切除范围?

▶考虑到避免发生术后肠梗阻等并发症,腹膜切除范围应该以不多不少的范围。

▶直肠后间隙游离后,进行左右侧游离,即可辨别出淡黄色直肠系膜组织和白色盆壁侧组织,在此处进行腹膜切开。

图 2-1-5 直肠固有筋膜和腹下神经前筋膜之间的游离

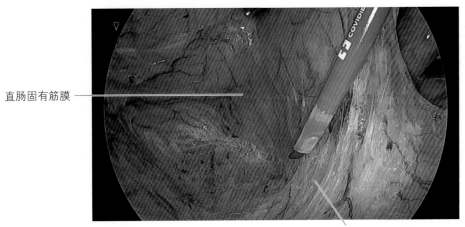

直肠固有筋膜

腹下神经前筋膜

Step ❺

Focus 2 游离低位直肠前壁

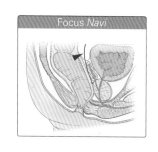

Focus Navi

（一）手术起始点与终点

●以腹膜返折部位以下的直肠前壁游离为终点（图2-1-6）。

图 2-1-6 低位直肠前壁的游离

a：道格拉斯窝的腹膜切开
b：完成直肠前壁的游离

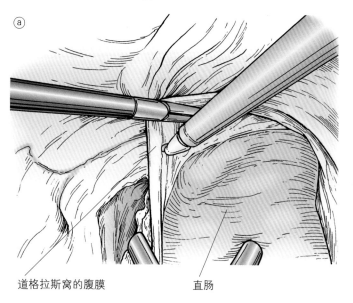

道格拉斯窝的腹膜　　　　直肠

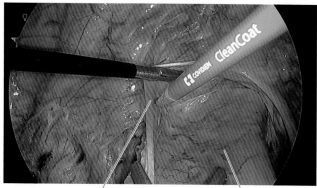

道格拉斯窝的腹膜　　　　直肠

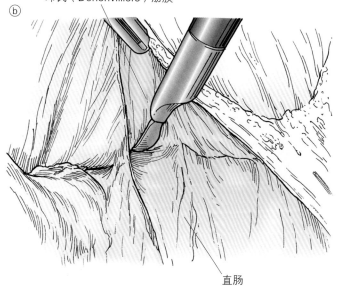

邓氏（Denonvilliers）筋膜

直肠

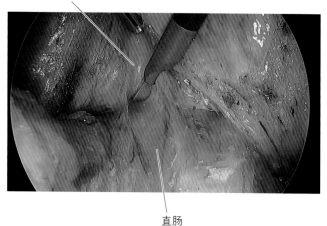

邓氏（Denonvilliers）筋膜

直肠

（二）需要掌握的手术技术

◉ **手术技术概要**

在道格拉斯窝的最深部位切开腹膜，从泌尿生殖器官处把腹膜返折部以下的直肠前壁游离下来（ ⑬）。

◉ **需要掌握的手术技术的要点**

（1）切开道格拉斯窝腹膜，即开始低位直肠前壁游离。在最深部位切开腹膜，就可进入到保留邓氏（Denonvilliers）筋膜的游离层。

（2）在保留邓氏（Denonvilliers）筋膜的层次向远端进一步游离，此时不断在前方观察白色邓氏（Denonvilliers）筋膜而进行游离，由此可避免进入错误的游离层面。

⬛◀ ⑬

扫视频目录页
二维码

（视频时间 01：49）

（三）评估

Q 如何拓展术野？

▶前壁游离之前，如为男性则用缝针悬吊起道格拉斯窝前壁腹膜，如为女性则用缝针悬吊起子宫（图2-1-7）。

▶助手左手钳子牵引缠绕直肠的绑带，右手钳子把泌尿生殖器官向腹侧推。

▶术者左手将直肠向背侧压住，即可得到反向牵引。

图 2-1-7 悬吊腹膜

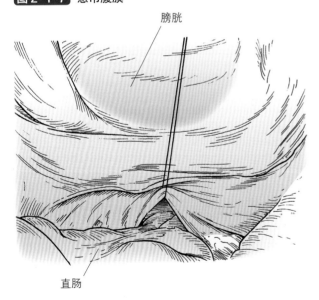

膀胱

直肠

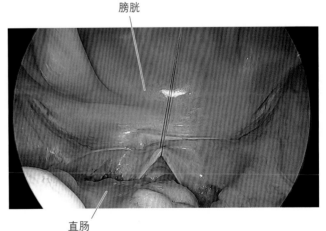

膀胱

直肠

81

Q 选择游离层的技巧有哪些？

▶为了保留由左右盆神经丛向泌尿生殖系统走行的末梢自主神经，以保留邓氏（Denonvilliers）筋膜的层次为游离层。该层次几乎不存在血管，一般不出现出血。

▶在邓氏（Denonvilliers）筋膜后方之层次进行游离时，需要注意有时会进入直肠系膜，需要不断注意在前方的邓氏（Denonvilliers）筋膜指引下游离，即可维持正确的游离层。

▶肿瘤位于前壁而需要考虑足够的环周切缘时，需要切除邓氏（Denonvilliers）筋膜。邓氏（Denonvilliers）筋膜前方存在微小血管，因此选择该游离层次游离时，需要细心止血。

Step ❻

Focus 3 游离直肠侧壁

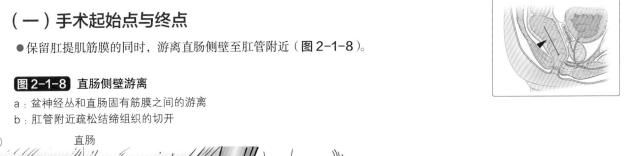

Focus Navi

（一）手术起始点与终点

● 保留肛提肌筋膜的同时，游离直肠侧壁至肛管附近（**图 2-1-8**）。

图 2-1-8 直肠侧壁游离

a：盆神经丛和直肠固有筋膜之间的游离

b：肛管附近疏松结缔组织的切开

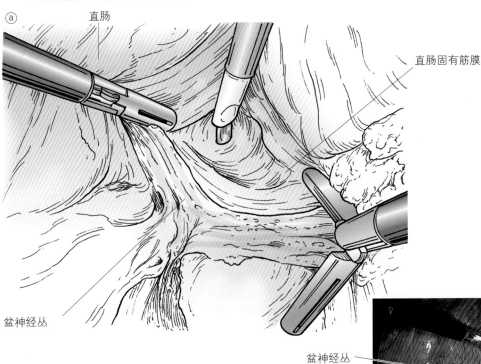

ⓐ 直肠　直肠固有筋膜　盆神经丛

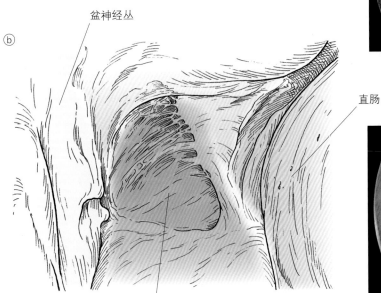

ⓑ 盆神经丛　直肠　肛提肌

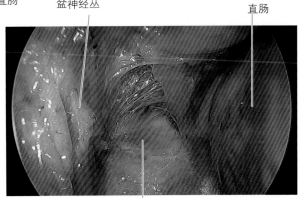

直肠固有筋膜　盆神经丛　直肠　盆神经丛　直肠　肛提肌

（二）需要掌握的手术技术

◉ **手术技术概要**

将腹膜返折部位以下低位直肠的侧壁从盆神经丛游离下去。在盆神经丛的远端应保留肛提肌筋膜并进行游离，之后进入肛管上缘（14 ）。

◉ **需要掌握的手术技术的要点**

（1）腹膜返折部位以下的直肠侧壁由于盆神经丛紧贴于直肠容易受到热损伤，一旦发生神经损伤，术后可能导致排尿、性功能障碍。另外，该部位存在自主神经的直肠支与直肠中动静脉，需要有意识地进行锐性游离。为了避免损伤神经，对直肠用力施加张力而确认神经纤维的同时，进行锐性游离。

（2）在盆神经丛的远端侧，在直肠周围隔一层腹下神经前筋膜邻接肛提肌筋膜，因此切开腹下神经前筋膜后可到达肛管近旁。

14 扫视频目录页二维码（视频时间 02：02）

（三）评估

Q 如何识别盆神经丛和直肠之间的游离层？

▶ 在与盆神经丛相邻的直肠侧壁，由于存在盆神经丛直肠支和分布于直肠系膜内的脉管，失去层面而不容易识别游离层。

▶ 通过以上操作，后壁和前壁已被游离完，因此可见直肠轮廓。术者左手钳子用力对直肠施加张力而沿着直肠轮廓进行游离，可见盆神经丛在直肠侧被牵引，可明确游离层次。

Q 如何避免损伤神经？

▶ 当游离直肠侧壁和盆神经丛之间时，一般使用电刀，但理想的操作是避免向盆神经丛传导热量。如果对组织无足够张力，则容易向盆神经丛传导热量。

▶ 游离时有意识地用力牵引直肠，识别白色盆神经丛的同时，用电刀锐性切开盆神经丛内侧的直肠支。

Q 如何辨认肛提肌上缘的游离层？

▶ 盆神经丛远端侧也存在直肠固有筋膜、腹下神经前筋膜、壁侧骨盆筋膜等如网状的疏松结缔组织。如果适当牵引直肠，可见非常宽阔的该疏松结缔组织。

▶ 如果沿着直肠固有筋膜进行游离，到肛管上缘为止不显露肛提肌，如在深一层游离，则显露出壁侧骨盆筋膜（肛提肌筋膜）。

Step ⑦

Focus 4 游离肛管附近

（一）手术起始点与终点

● 全周性游离内外括约肌间（图2-1-9）。

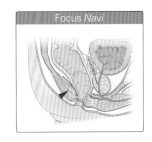

图 2-1-9 肛管附近的游离

a：肛管后侧壁
　　从肛管的后侧壁开始切开肛提肌筋膜。
b：内外括约肌之间的完整游离
　　完成内外括约肌之间的全周性游离。

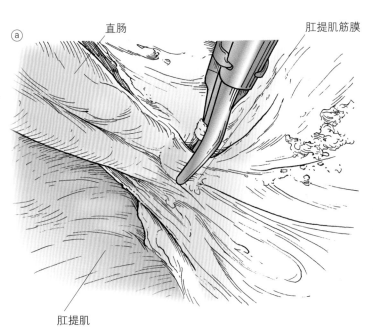

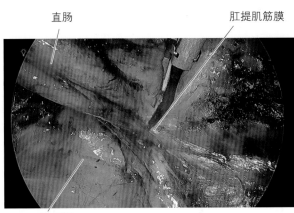

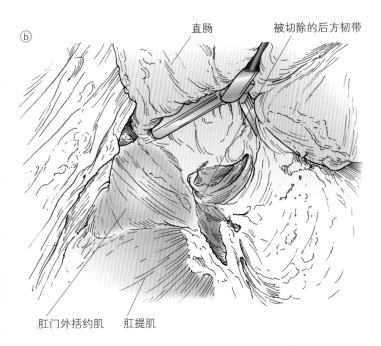

（二）需要掌握的手术技术

> ◉**手术技术概要**
>
> 进行全直肠系膜切除（TME）时，直肠游离是游离到肛管上缘即可。肿瘤位置接近于肛管而需要进行超低位切除术时，则需要进行内外括约肌之间的游离（📹◀ ⑮ ）。
>
> ◉**需要掌握的手术技术的要点**
>
> （1）肛管内游离时，锐性切开肛提肌筋膜而达到内外括约肌之间。此时为了在括约肌之间做出充分的操作空间，术者左手钳子推压直肠，助手右手钳子牵引肛提肌。
>
> （2）在肛管附近的 2 点方向和 10 点方向存在自主神经的直肠支和与其伴行的血管，单用电刀可能引起出血，所以利用超声刀止血，同时进行切开。

📹◀ ⑮

扫视频目录页
二维码

〔 视频时间 03：00 〕

（三）评估

Q 在肛管内以什么顺序进行操作？

▶肛管上缘是由耻骨直肠肌围绕直肠而构成的，在后侧间隙最疏松，因此在后侧方切开肛提肌筋膜而游离括约肌之间的筋膜。通过该操作可明确后方韧带。

▶后方韧带为直肠最低部的索状结构，目前有①相当于肛尾韧带、②裂隙韧带（hiatal ligament）的一部分、③直肠尾骨肌（recto-coccygeal muscle）等学说。

▶后方韧带内存在血管，为了避免造成出血，可用超声刀切开。

▶对直肠的 2 点方向和 10 点方向进行游离时，由于多有小血管，应用超声刀切开。

▶最后游离前壁，特别是女性患者，通过牵引直肠可在前方显露阴道壁而易于进行游离操作。

Q 如何拓展术野?

▶术者尽可能用左手钳子推压直肠，助手抓住其对侧肛提肌而形成反向牵引（**图2-1-10**）。

▶进行肛管右壁操作时为了避免钳子交叉，助手压住直肠，术者则牵引肛提肌而施加张力。

图 2-1-10 括约肌之间的反向牵引

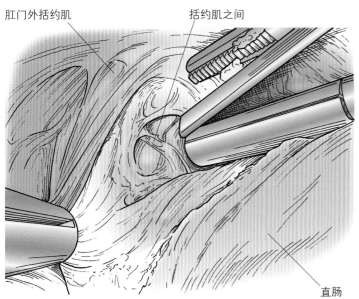

肛门外括约肌　　　　　　括约肌之间

直肠

括约肌之间

肛门外括约肌

直肠

Step ❽

Focus 5 处理直肠系膜和切断直肠

（一）手术起始点与终点

● 全周性地切开直肠系膜，用线型切割闭合器离断直肠远端（图2-1-11）。

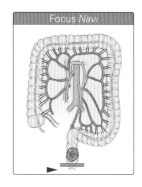

Focus Navi

图2-1-11 处理直肠系膜和切断直肠

a：直肠左前壁直肠系膜的切开
在直肠左前壁切开直肠系膜。
b：切断远端直肠
用线型切割闭合器切断远端直肠。

ⓐ

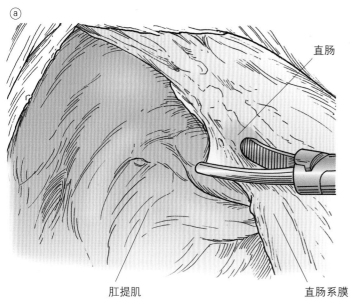

直肠

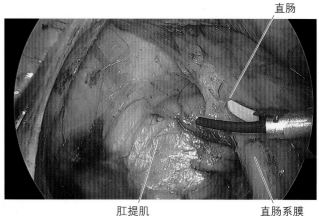

直肠

肛提肌 　　　　　　　直肠系膜　　　　　　肛提肌　　　　　　直肠系膜

ⓑ

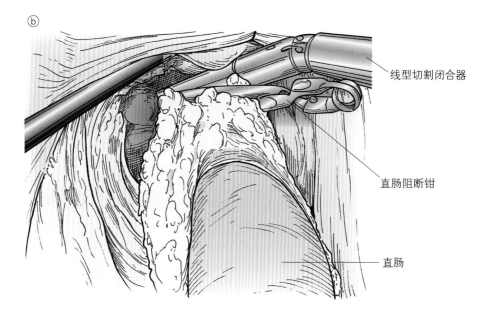

线型切割闭合器

直肠阻断钳

直肠

（二）需要掌握的手术技术

> ◉**手术技术概要**
>
> 进行 TME 时不需要处理直肠系膜，可是进行肿瘤特异性直肠系膜切除（TSME）时需要全周性地处理直肠系膜。阻断肿瘤远端后，经肛门用生理盐水冲洗直肠腔内而减少直肠腔内的肿瘤细胞。使用线型切割闭合器离断直肠远端。
>
> ◉**需要掌握的手术技术的要点**
>
> （1）离断直肠时，为防止出血，处理直肠系膜时完全切断直肠系膜而显露直肠肌层表面。首先到达直肠肌层表面而暴露出其一部分，随后在肌层偏外侧插入超声刀组织垫片侧刀头而切开系膜。
>
> （2）对远端直肠而言，垂直于肠管长轴进行直肠切断较理想，因此线型切割闭合器使用 45mm 钉仓，分 2 次切断，即有计划地离断直肠。

（三）评估

Q 直肠系膜处理的技巧是什么？

▶处理低位直肠的系膜时，首先从左前壁切开侧壁系膜。其次处理直肠右侧壁，最后以开始切断的左壁系膜为目标，处理后壁的系膜（图 2-1-12）。

▶假如担心损伤直肠肌层而不完整地留下系膜脂肪，反而难以辨别游离层。因此，处理直肠系膜时应该一边不断确认直肠肌层一边进行游离。

▶术者左手钳子提起直肠系膜而在直肠肌层和直肠系膜之间做出空间。在该空间插入超声刀组织垫片侧刀头，切断直肠系膜。

图 2-1-12 处理直肠后壁侧的系膜

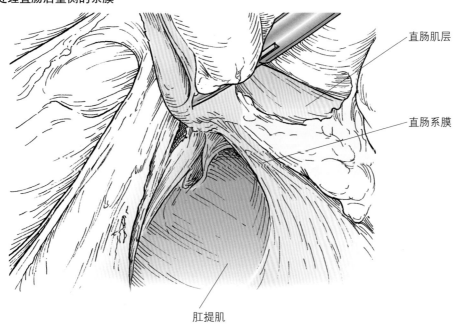

直肠肌层

直肠系膜

肛提肌

Q 离断远端直肠的技巧是什么?

▶线型切割闭合器选用 45mm 的钉仓并分 2 次切断。但是如果遇到骨盆狭小的男性病例，45mm 的都难以插入，因此第一次使用 30mm 钉仓，第二次使用 45mm 钉仓。

▶吻合时需要打掉线型切割闭合器的交点。如果第一次切多了，其交点靠近左端，导致难以打掉该交点。因此第一次切断时，使用钉仓的八成左右夹住肠管。

▶助手为避免松弛直肠，以绑带牵引住直肠，用左手钳子将直肠从骨盆向盆腔外牵引。用右手钳子将前列腺或阴道向腹侧顶住而显露出操作空间。

Step ❾
Knack 辅助切口和取出标本

a. 在脐部做辅助切口 /b. 把近端肠管向体外拉出 /c. 处理肠系膜，移除标本

●在脐部做辅助切口，向体外牵出近端肠管。注意保证吻合肠管血运的同时，在体外处理近端肠管系膜，切断肠管并移除标本。

Step ❿
Knack 吻合

a. 重新建立气腹 /b. 通过 DST 吻合

●重新建立气腹，冲洗腹腔，充分止血。从肛门侧插入吻合器，注意观察重建肠管无扭转的同时，以 DST 进行吻合。将引流管放置在吻合口的后方，拔出穿刺器，手术完毕。

四　问题解答

● 腹腔镜下低前切除可能发生的术中并发症有：①术中出血；②直肠系膜损伤、自主神经损伤。

（一）术中出血

Q 术中出血的好发部位在哪里？

▶ 游离直肠后壁时，如果游离层过于靠近骶骨侧，会损伤骶正中静脉等骶前静脉。

▶ 由于直肠中动静脉穿过盆神经丛和直肠固有筋膜而分布于直肠系膜内，因此当游离直肠侧壁时可能引起出血。

▶ 因为肛提肌筋膜表面存在沿自主神经直肠支分布的小血管，在 TME 的终点可能会引起出血。

Q 术中出血的预防方法是什么？

▶ 游离直肠后间隙时避免误入错误层面。当对直肠后间隙的疏松结缔组织背侧进行切开时，容易靠近骶骨，应该在腹侧（直肠侧）切开。

▶ 在腹腔镜下低前切除术中，几乎所有游离操作是可通过电刀完成的，但盆神经丛内侧或肛提肌筋膜表面存在小血管时，应使用超声刀进行操作。

Q 术中出血时该如何处理？

▶ 骶骨前面的静脉出血是急速的，应首先用纱布压迫出血点周围。如果静脉损伤范围小，通过压迫就可得到控制。纱布压迫无法控制出血时，使用冲洗吸引器来明确出血点，同时用柔凝模式凝固出血点。

▶ 损伤直肠中动静脉或与自主神经直肠支伴行的小血管，一般出血量较少。但是术野变红以后，不易识别游离层，要以冲洗吸引器吸引后用柔凝控制出血（**图 2-1-13**）。

图 2-1-13 使用柔凝模式止血

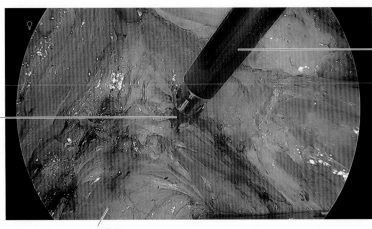

沿直肠支伴行的小血管　　　　　　冲洗吸引器

肛提肌

（二）损伤直肠系膜、自主神经

Q 损伤直肠系膜、自主神经的原因是什么？

▶如果游离层不准确，误入直肠侧，即会引起直肠系膜损伤，并降低肿瘤手术的根治性。

▶自主神经沿着直肠固有筋膜，靠近盆壁侧走行。如果游离层误入盆壁侧，可能会引起自主神经损伤，导致术后排尿功能障碍或性功能障碍。

▶直肠系膜或自主神经损伤往往发生在出血引起术野污染或组织张力不足引起游离层不明确等情况下。

Q 直肠系膜、自主神经损伤的预防方法是什么？

▶应该对组织施加适当的张力，在层次明确部位进行游离。

▶特别是男性狭小骨盆病例，由于直肠系膜肥厚，术者不易向直肠侧施加张力，难以得到准确的游离层。此时调整直肠牵引方向或术者左手的力量，游离层不明确时千万不能切开（图2-1-14）。

Q 当直肠系膜、自主神经损伤发生时该如何处理？

▶发现直肠系膜或自主神经损伤时，首先停止操作，仔细观察术野情况。

▶游离层不明确时，应进行其他部位的游离。

▶游离其他部位后，原不明确的组织周围得到适当张力，有时可识别正确游离层。

图 2-1-14　直肠系膜肥厚病例

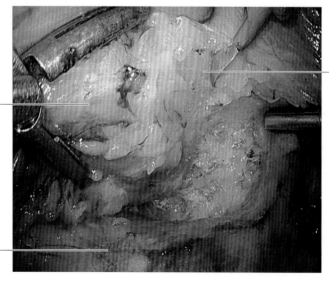

直肠系膜　　　　　　　　　　　　　　　　　游离层不明确

腹下神经前筋膜

◆ 参考文献

[1] Kinugasa Y, Sugihara K: Topology of the fascial structures in rectal surgery: complete cancer resection and importance for avoiding autonomic nerve injury. Semin Colon Rectal Surg 2010; 21: 95–101.

[2] 塚本俊輔, 金光幸秀, 佐藤健次: 直腸低位前方切除術. 消化器外科 2017; 40: 647–55.

专栏

机器人手术和腹腔镜手术

　　日本也批准直肠癌的机器人手术纳入医疗保险范围。机器人手术目前只有达芬奇手术机器人（da Vinci Surgical System）独占市场，另有一些正在研发的手术机器人。机器人手术可得到稳定的良好术野，且钳子尖端可自由转弯，能够进行精细手术。特别是在直肠癌手术当中，对狭小骨盆患者，我们依然需要注意保证根治性和保留功能两方面，此时机器人手术可发挥能力，因此在直肠癌领域可能迅速普及。机器人手术不一定会使之前不能做的手术变得容易进行。在术野对组织施加张力、在解剖学上正确的游离层进行手术，这一基本操作无论是机器人手术还是腹腔镜手术都是需要的。而且机器人手术和腹腔镜手术的术野也相似。也就是说机器人手术是一种可实现比既往手术更精细操作的方法。因此，不管用哪种入路，掌握解剖并了解在哪个游离层进行操作是重要的。

第二节　腹会阴联合直肠切除术的会阴操作

佐佐木刚志，伊藤雅昭　日本国立癌研究中心东医院大肠外科

> **！ 学会手术技术的要点**
>
> 1. 熟悉会阴部手术解剖。
> 2. 根据肿瘤进展程度，调整扩大或缩小手术。
> 3. 掌握好发的术后并发症，采取预防措施。

缩 略 语 表

- APR：abdominoperineal resection，腹会阴联合直肠切除术
- ISR：intersphincteric resection，括约肌间直肠切除术
- NVB：neurovascular bundle，血管神经束
- TME：total mesorectal excision，全直肠系膜切除

 一　术前

（一）手术适应证（临床判断）

1. 具有手术适应证的病例

- 腹会阴联合直肠切除术（APR）是对直肠癌单做腹腔侧操作不能保证根治性时，所采取的手术。一般来说，适应证是肿瘤下缘位于肛缘附近（约 3cm 以内为标准）的直肠癌，或者浸润到肛提肌的局部进展期癌。如上面一样需要在肛管内切除直肠的病例，如果无肛提肌浸润，并且评估为术后肛门功能较好时，也可进行括约肌间直肠切除术（ISR）。但是，评估为保留肛门后，其便失禁引起生活质量严重下降的病例，即使能保留肛门，也应选择 APR。

2. 非手术适应证的病例

- 腹腔侧操作（低前切除术）即可保证根治性、安全性、保留功能的病例（一般来说距肛缘 7cm 以上为标准），或者具有 ISR 适应证的病例一般不选择该手术。此外明确有肛提肌以外的周围脏器浸润时，除了切除直肠以外，还需要合并切除周围脏器，即扩大切除，因此本文不加说明。

（二）术中体位与器械（图2-2-1）

● 标准术式为开腹手术，不过近年来大部分医院选择进行腹腔镜手术。不管选择哪种术式，体位取截石位，或者水平分腿位。多取头低位，腹腔镜手术时再取右倾斜位，以便移除小肠。

图 2-2-1 腹腔镜下 APR 的体位（水平分腿位）与器械

手术中取头低位、右倾斜位，由此向右上腹部移除小肠。直视下进行会阴操作时，保持头低位的同时抬高双腿而取截石位。

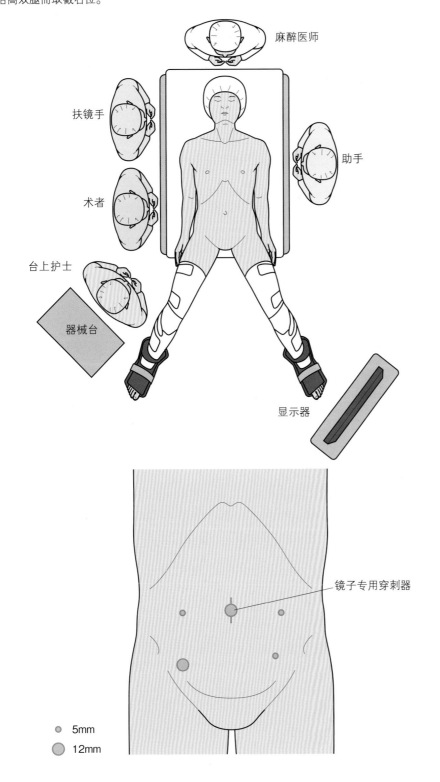

麻醉医师

扶镜手

助手

术者

台上护士

器械台

显示器

镜子专用穿刺器

○ 5mm

◉ 12mm

（三）会阴部切口

● 开始手术前通过直肠指诊确认肿瘤的位置和进展程度，铺手术巾前双重闭合肛门，并进行冲洗、消毒。会阴侧切开线为包绕肛门外括约肌外侧的纺锤体形（**图2-2-2**）。切口过小有时难以确保深部术野，切入皮下脂肪后，术野充分扩大，因此不应切开过大。肿瘤较大并靠近肛门时，充分绕开该部位。

图2-2-2 会阴操作，皮肤切开

以荷包缝合闭合肛门，沿肛门外括约肌外侧的切开线，纺锤体形地切开皮肤。可对臀大肌或坐骨结节、尾骨等从体表可触及的标志物进行标记。

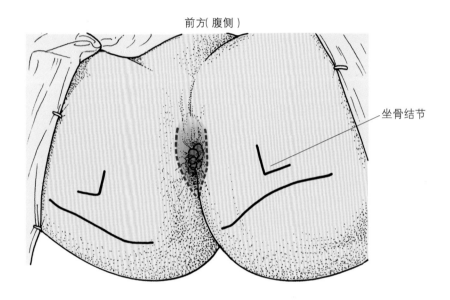

前方（腹侧）

坐骨结节

（四）围术期要点

1. 术前

● 术前通过影像学充分讨论术式和切除线，避免术中改变术式导致根治性不足。

● 为了排空直肠，除了术前禁食、使用泻药外，还进行机械性肠道准备，以尽量减少粪便残留。

2. 术后

● 会阴操作时，虽然充分注意保持洁净，但难免发生少许术野污染，因此需要控制感染。

● 除了重大并发症以外，也容易发生排尿障碍、肠梗阻等，应该细心观察并及早处理。

二 手术操作

（一）手术顺序的注意点

●不只是该术式，像 ISR 等从肛管远端开始切开直肠的手术都需要掌握前壁的解剖，因为该部分的生殖、泌尿系统相关器官的结构与直肠分界不清。如果切开线靠近直肠就容易损伤直肠，而靠近前方则容易引起尿道损伤、阴道损伤、出血等，给患者带来严重的后果。实际手术顺序（男性病例）如下页所示。

（二）实际手术顺序

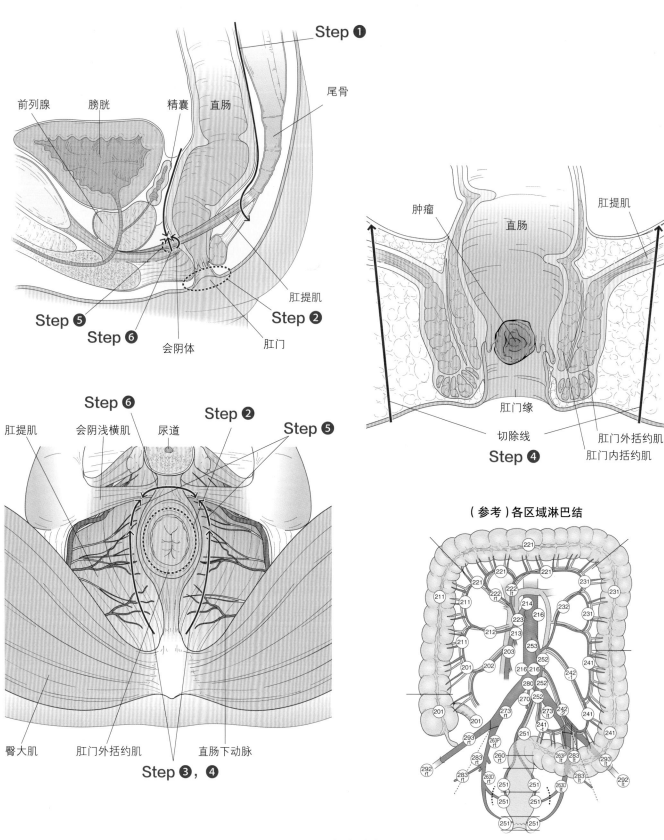

Step ❶

前列腺　膀胱　精囊　直肠　尾骨

肛提肌

肛门

会阴体

Step ❺
Step ❻

Step ❷

肿瘤　直肠　肛提肌

肛门缘

切除线　　肛门外括约肌
　　　　　肛门内括约肌

Step ❹

Step ❻　　Step ❷　　Step ❺

肛提肌　会阴浅横肌　尿道

臀大肌　肛门外括约肌　直肠下动脉

Step ❸，❹

（参考）各区域淋巴结

（大腸癌研究会编：大腸癌取扱い規約 第9版. 金原出版，東京，2018 を参考に作成）

[Focus 代表本章中需要掌握的手术技术（以后阐述）]

Step ❶
第 100 页
完成腹腔侧直肠周围游离 Focus 1

Step ❷
第 101 页
从会阴侧切开皮肤，在外括约肌外侧切开皮下组织（**图 A**）*

Step ❸
第 102 页
显露肛提肌，确认尾骨*

Step ❹
第 102 页
在后侧方切开肛提肌，将游离层连接到腹腔侧 Focus 2

Step ❺
第 106 页
在前侧方切开耻骨直肠肌，确认前列腺后面（**图 B**） Focus 3

Step ❻
第 108 页
确认并切开前壁的会阴体（**图 C**） Focus 4

Step ❼
第 111 页
取出标本*

Step ❽
第 111 页
确认止血，留置引流管，缝闭切口*

Step ❾
第 111 页
造瘘与关闭切口*

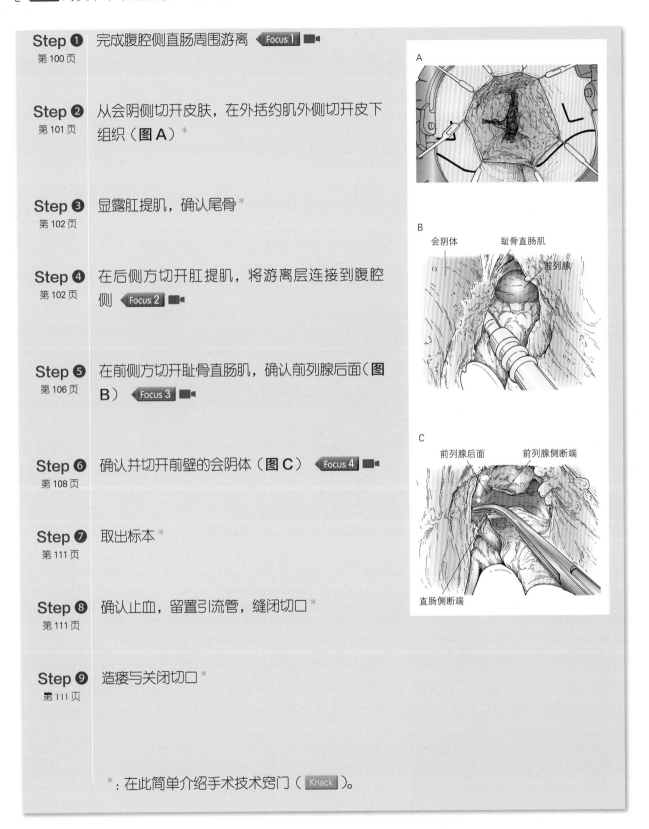

A

B
会阴体　　　耻骨直肠肌
　　　　　　　　前列腺

C
前列腺后面　　前列腺侧断端
直肠侧断端

*：在此简单介绍手术技术窍门（ Knack ）。

掌握手术技术

Step ❶

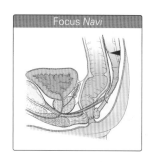
Focus Navi

Focus 1 ▶ 完成腹腔侧直肠周围游离

（一）手术起始点与终点

● 为了完成会阴操作后可从会阴部取出标本，需事先处理近端肠系膜、离断肠管。无法从会阴侧确认前列腺后方层面时不能进行进一步操作，因此尽量从腹腔侧把直肠前壁游离到深部。

（二）需要掌握的手术技术

> ◉ **手术技术概要**
>
> 从腹腔侧完成直肠、乙状结肠到降结肠的游离，清扫肠系膜下动脉周围的淋巴结，游离直肠周围，直到肛提肌表面为止，辨认前列腺后方层面、离断近端肠管（■◀ ⑯）。
>
> ◉ **需要掌握的手术技术的要点**
>
> （1）尽量在前壁侧（直肠与前列腺之间）游离到肛管附近之后，进入会阴操作。在后壁侧确认尾骨尖端的同时，显露出肛提肌，并沿肛提肌显露侧方。
>
> （2）为了保持术后排尿功能，需要保留至少一侧自主神经。

■■◀ ⑯

扫视频目录页
二维码

（视频时间 03：13）

（三）评估

Q 是不同于低前切除术中的全直肠系膜切除（TME）的操作吗？

▶ 在游离肠管、清扫淋巴结方面无大的区别。根据肿瘤的位置和肛提肌浸润与否及浸润方向，需要改变直肠周围游离范围。需要注意在尾骨尖端周围确认肛提肌后，沿肛提肌游离直肠系膜，即显露系膜缺失的直肠，而有时并不呈理想的圆筒状（Cylindrical shape）。

Q 前壁游离到哪里？

▶ 从会阴侧操作时不能确认前列腺后方，就容易遇到困难，应在腹腔侧尽可能游离到深部。如果不是为了需要保证切缘阴性，对于前壁肿瘤应该切开邓氏筋膜而在直肠前脂肪层进行游离。如果前壁无法进行钝性游离，该部位就是直肠纵肌变为直肠尿道肌（相当于会阴体），前壁游离到此完毕。

Q 肛提肌是从腹腔侧切开，还是从会阴侧切开？

▶ 无论从哪一侧切开都可以，但多数病例存在肛提肌浸润，因此从会阴侧及腹腔侧通过触诊等方法确认其安全范围后切除浸润部位为宜。关于后壁和侧壁，从腹腔侧决定切除位置，从此向外切开，容易保证切缘距离（图 2-2-3）。

图 2-2-3 从腹腔侧切开肛提肌

a：切开耻骨尾骨肌后可见坐骨直肠窝的脂肪（箭头所示）

b：开始切开耻骨尾骨肌之前

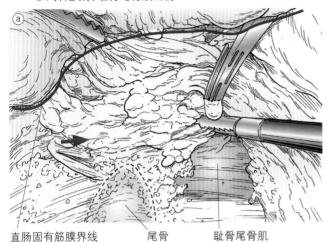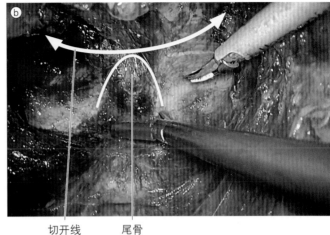

直肠固有筋膜界线　　尾骨　　耻骨尾骨肌　　　　　切开线　　尾骨

Q 如何拓展术野？

▶如果为狭窄骨盆的健壮男性患者，在盆腔内游离直肠时，难以确保术野。腹腔镜下前壁操作时，通过助手的2把钳子抬起精囊部位，术者左手把直肠向后方拓展。通过3把钳子"如拔出直肠一样"的协调操作是至关重要的操作。视频中的病例，在耻骨上通过机器臂抓住的钳子来向近端牵引直肠，由此助手双手器械可向盆腔方向放入。

Step ❷

Knack **从会阴侧切开皮肤，在外括约肌外侧切开皮下组织**

● 纺锤体状地切开皮肤，并对肛门周围皮肤进行第二次缝合结扎而彻底闭合肛门，随后在肛门外括约肌外侧切开皮下脂肪。如下图所示，用 lone star 牵开器拓展术野，北条式会阴牵开器也有用。

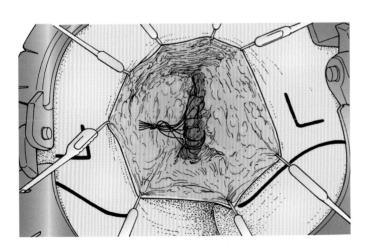

101

Step ❸
Knack 显露肛提肌，确认尾骨

● 从会阴侧切开坐骨直肠窝脂肪便显露肛提肌（耻骨直肠肌）。根据肿瘤位置能够控制游离
距离。在后壁切断肛尾韧带之后，容易在尾骨尖部位与腹腔侧游离层相互汇合。

Step ❹
Focus 2 在后侧方切开肛提肌，
将游离层连接到腹腔侧

（一）手术起始点与终点

● 留下10—2点方向的组织，使其余部分的组织向腹腔内汇合。从会阴侧辨认从腹腔侧
游离而来的前列腺后面更佳（**图2-2-4**）。

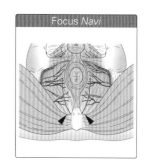

Focus Navi

图2-2-4 显露并切断肛提肌

a：肛尾韧带（anococcygeal ligament）
为肛门外括约肌浅部附着于尾骨上的结构。除此之外，尾骨上附着多数肌纤维（蓝墨示尾骨部位的标记）。
b：切断耻骨尾骨肌
在尾骨附近与腹腔侧相互贯通后，向左右切开耻骨尾骨肌，此后可见耻骨直肠肌。

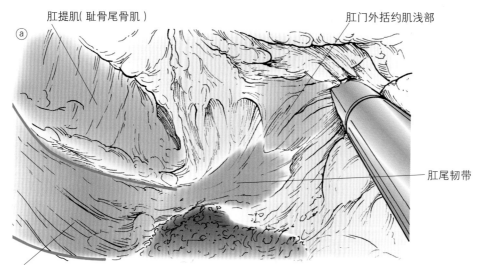

肛提肌(耻骨尾骨肌)

肛门外括约肌浅部

肛尾韧带

被脂肪组织覆盖的右侧臀大肌缘

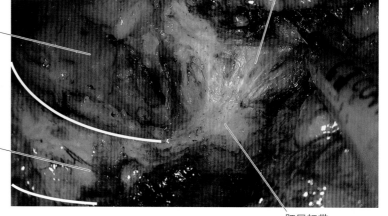

肛提肌(耻骨尾骨肌)

肛门外括约肌浅部

被脂肪组织覆盖的右侧臀大肌缘

肛尾韧带

（二）需要掌握的手术技术

◉ **手术技术概要**

术者移到会阴侧操作，在坐骨直肠窝脂肪的深部 2—10 点后方方向显露肛提肌（耻骨直肠肌）。在后壁与腹腔侧相贯通后，把所显露的肛提肌切开到前侧方（ ）。

◉ **需要掌握的手术技术的要点**

（1）与腹腔侧贯通所切开的耻骨尾骨肌厚度应该相同。但是在前侧方部分由于耻骨直肠肌或肛门括约肌深部肌纤维相互重叠，汇合起来较困难。因此在后壁附近，会阴侧和腹腔侧容易汇合，确认汇合后将其向前方延续。

（2）坐骨直肠窝由较脆较弱的脂肪组织构成，该脂肪组织的性质明显不同于皮下脂肪。在直肠侧方可见阴部内动脉发出的直肠下动脉。

（3）在前侧方，需要切开比其他部位肥厚的肌纤维。除了耻骨尾骨肌以外，能够确认被弧形悬吊的直肠和走向前列腺外侧的耻骨直肠肌以及连接到其周围并覆盖直肠前壁的肛门外括约肌深部纤维。

扫视频目录页
二维码

（视频时间 02：57）

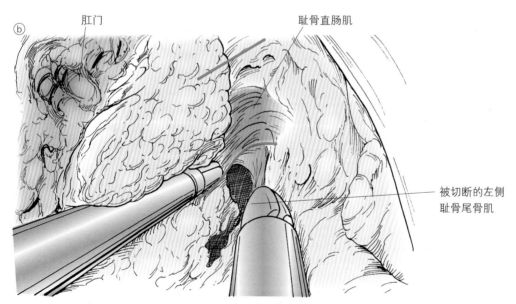

ⓑ 肛门　　　耻骨直肠肌

被切断的左侧
耻骨尾骨肌

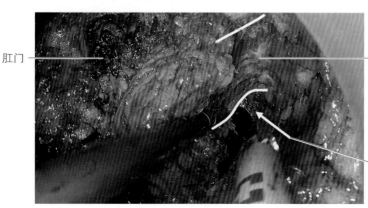

肛门　　　耻骨直肠肌

被切断的左侧
耻骨尾骨肌

（三）评估

Q 会阴部皮肤切开多少？

▶在不触及肿瘤硬度的部分、垂直进入肛门外括约肌的皮下部位外侧，最小限度地纺锤体形切开皮肤。即使感到切口小，由于切开皮下脂肪后，开口逐渐变大，因此不需要为了确保术野而开大切口。

Q 手术技术上的标志性结构？

▶会阴操作是从皮下脂肪的切开开始的，随后可到达由较脆弱的脂肪组织构成的坐骨直肠窝。此后在后方走向尾骨方向，此时尾骨和直肠之间存在韧带结构（肛尾韧带：肛门外括约肌浅部附着于尾骨部位），因此切开该韧带。

▶在后侧方可确认连接到尾骨的臀大肌，但多数病例不需要暴露臀大肌。

▶在侧方向坐骨结节方向进行游离后，可见带有结实筋膜的闭孔内肌和肛提肌分界，此时也根据各病例情况决定分离脂肪的位置。紧接着，从闭孔内肌上切断肛提肌后，由于在腹腔侧汇合到自主神经外侧层，可在自主神经切除侧选择层次。

▶肛提肌筋膜（endopelvic fascia）未被切开时，也可识别为盆底该切开的膜状组织。

Q 通过该操作切开的肛提肌是由哪些肌肉构成的？

▶肛提肌是由下方开始依次为耻骨直肠肌、耻骨尾骨肌、髂骨尾骨肌构成的肌肉群，虽然各自走行不同，但在术中无法确认明显界线。

▶ Focus 2 操作中从后方到侧方所切开的是耻骨尾骨肌。耻骨尾骨肌是在前列腺外侧向前方走行而附着于耻骨上的肌肉。

▶另一方面，在前侧方区域，需要横断耻骨直肠肌而对前列腺后面进行游离。此时弧形悬吊直肠的耻骨直肠肌和肛门外括约肌深部在前列腺外侧方向和直肠前面走行，在 Focus 3 中横断这些肌肉而向前列腺后方游离（图 2-2-5）。

图 2-2-5 左耻骨直肠肌

耻骨直肠肌走行于肛门外括约肌深部，同样也是将直肠向耻骨方向弧形悬吊的肌肉。从深向浅方向横断该肌肉，拓展前列腺后侧面。

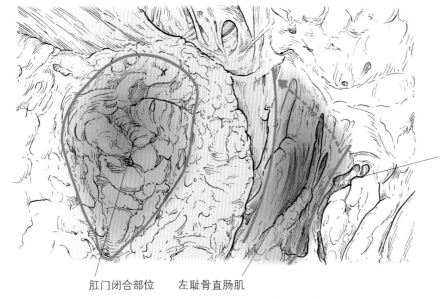

切开耻骨尾骨肌与腹腔内连接的部位

肛门闭合部位　　左耻骨直肠肌

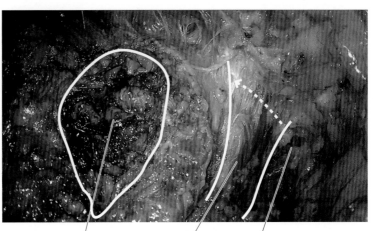

肛门闭合部位　　左耻骨直肠肌　　切开耻骨尾骨肌，与腹腔内连接的部位

Focus 3 在前侧方切开耻骨直肠肌，确认前列腺后面

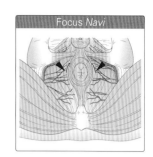

Focus Navi

（一）手术起始点与终点

● 从会阴侧确认从腹腔侧游离下来的前列腺后面和直肠前面，如果容易触诊该部位即操作完毕（**图2-2-6**）。

图2-2-6 识别会阴体，准备离断

完成左右耻骨直肠肌离断，直肠处于只由会阴体连接的状态。切除标本前，由于会阴体的遮挡而无法直视前列腺，因此从粗箭头的空间（左右侧都存在）窥看前列腺后面。

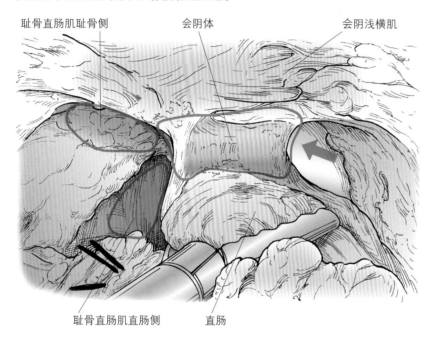

耻骨直肠肌耻骨侧　　　会阴体　　　会阴浅横肌

耻骨直肠肌直肠侧　　直肠

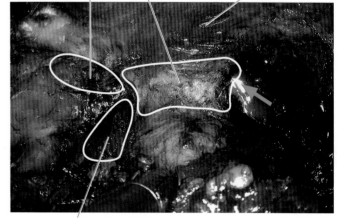

耻骨直肠肌耻骨侧　　会阴体　　　会阴浅横肌

耻骨直肠肌直肠侧

（二）需要掌握的手术技术

> ⊙**手术技术概要**
>
> 　为实行 Focus 4 的预先准备。缓慢切开走行在前壁至前侧方的前列腺近旁并向耻骨方向走行的肌纤维和在前列腺下方覆盖直肠前壁的肌纤维，即为将前壁"瘦身"的操作（🎬◀ 18 ）。
>
> ⊙**需要掌握的手术技术的要点**
>
> （1）接着上一次的操作，继续向横断横纹肌纤维的方向进行切开。
>
> （2）由于操作到一定程度后，前壁组织妨碍术野，避开前壁正中，应该切断其周围可见的会阴浅横肌，从而提高直肠活动度。

🎬◀ 18

扫视频目录页
二维码

（视频时间 03：57）

（三）评估

Q 操作中的标志是什么？

▶该操作中的标志是从会阴侧不易观察从腹腔侧游离下来的前列腺后面和直肠前面。窥看此两个结构，或者用左手食指触诊的操作非常重要。

Q 如何辨别正确的切开线？

▶在前方观察或触诊由前列腺后面游离下来的直肠前壁，如同扩大其平面一样，从深部向前方切开肌纤维。前列腺后面与直肠前面不存在需要注意损伤的结构。

▶此外，遇到点状出血时，应该是误入了直肠或前列腺。

Q 会阴操作时的出血是否难以避免？

▶会阴操作时的出血好发位置是直肠下动脉、汇入前列腺外侧的膀胱下动脉末梢分支（血管神经束）的血管，前列腺和阴道壁，肛提肌等，可是这些出血都是微小出血，一般不导致大量出血。

▶NVB 出血，无法确保术野清晰，除非移除标本。虽然通过能量设备热凝固看起来可以使出血得到控制，但是经常容易从相同部位再次出血。盲目地热凝固可引起需要保留的自主神经的损伤，因此迅速移除标本，此后在良好的术野下，通过缝合来控制止血为宜。前侧方游离步骤放到最后的理由正是避免延长该部位出血的处理时间。

Step ⑥
Focus 4 确认并切开前壁的会阴体

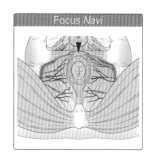
Focus Navi

（一）手术起始点与终点

● 最后能够确认并切断该会阴体，则该步骤完毕（图2-2-7）。

图2-2-7 在直视下可见会阴体

a：为会阴部较浅的男性，这么好观察的病例是罕见的
b：用电刀切开会阴体后，见不到切开横纹肌时的肌收缩，而像切开血管或肠壁一样的，以平滑肌所特有的棕色烧糊状为特征

会阴体

ⓐ
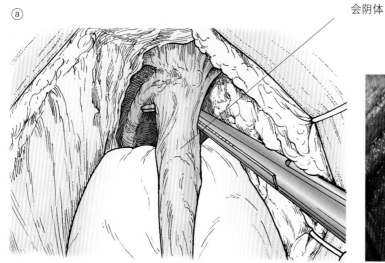
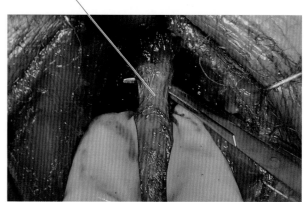

ⓑ
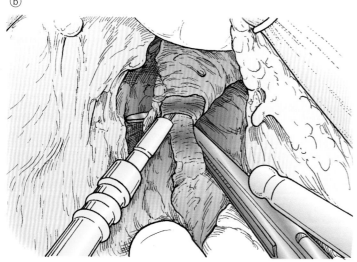
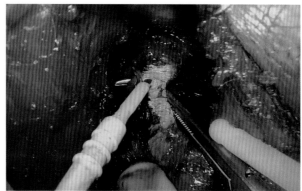

（二）需要掌握的手术技术

⦿**手术技术概要**

该步骤为最有难度的前壁操作。原因是很难辨认应保留的泌尿生殖系统脏器和该切除的直肠壁之间的分界。但是，如果落实了之前的操作，尿道损伤的可能性极低，因此可仅考虑避免损伤直肠壁（⑲）。该操作结束后，标本可从会阴取出。

⦿**需要掌握的手术技术的要点**

（1）此部位为多数外科医生常常操作失败的部位。在游离过程中，如果无法辨认正确的游离层面，应迅速停下操作，并确认上一步骤是否完成。

（2）会阴体是附着于直肠前壁的一小部分结构，因此当面对具有 APR 适应证的进展期癌时，它不会成为为了保证切缘距离而利用的结构。所以这步骤不需要深思熟虑，切开正中部位的问题也不大。

扫视频目录页
二维码

（视频时间 03：47）

（三）评估

Q 如何切开才好？

▶即使所有操作顺利完成，但是会阴体周围还残留横纹肌纤维。把直肠向后方牵引的同时，右手用电刀从周围切入。由此可识别电流刺激收缩的横纹肌纤维和不收缩而烧糊成棕色的平滑肌纤维，辨识清楚的同时进行切开。

▶虽然引起微小出血，但能够用电刀止血。

▶在直视下操作时，用左手食指钩住会阴体，用食指触诊前列腺和直肠的同时，在食指指腹上进行切开，由此可在术野不佳时安全切开。

Q 容易陷入的陷阱是什么？

▶如果已经落实到 Focus 3 为止的操作，该步骤并不是困难的操作，但是根据肿瘤进展程度或者由于术者经验不足等原因，不得不先做前壁时，该部位的操作是极其困难的。

▶耻骨直肠肌和耻骨尾骨肌是绕过直肠外侧后向前方走行，因此沿着肌肉进行游离时会到达前列腺前侧方（retzius 间隙方向）。如果不注意，继续向前壁切开会导致尿道损伤。

▶此外过度担心尿道损伤而贴近直肠侧进行游离，反而会引起直肠损伤，导致癌组织残留或癌细胞扩散。

▶通过从会阴侧拉出近端肠管，把整体组织拉到术野前面也是有效的方法。如果操作不顺利时，可以采用此法。

▶此外，对于体格健壮的患者，因为从腹腔侧游离下来的前列腺后方距离会阴较远，这时操作通常是困难的。插入手之后就不能保证术野，因此在腹腔把绑带穿过直肠和前列腺之间，牵引的同时，在绑带上方从深部缓慢削掉横纹肌纤维，即可过此"难关"。

Q 什么是会阴体？

▶关于会阴体（**图2-2-8**）有几种学说，请参考相关文献。笔者在手术当中认识到，会阴体是以直肠尿道肌为中心，支持会阴的肌结构（连接到会阴浅横肌、肛门外括约肌深部、耻骨直肠肌的肌纤维）汇合成的肌腱样组织，中心部位由直肠纵向肌和与其连接的平滑肌纤维和弹性纤维构成，其周围可见横纹肌纤维。

▶无论其名称如何，ISR 或 APR 手术在齿状线远端开始切开直肠时一定能看到该结构。女性病例虽然不存在直肠尿道肌，但同样存在该组织，是避免脏器脱垂并固定组织的会阴部结构。

▶直肠手术时，最后在前列腺正下方的直肠前壁，残留不伸缩的柱状肌样结构，无法与直肠分离，特点是用电刀切开后，呈现棕色烧糊状，具有切开平滑肌时的触感。

图2-2-8 会阴体

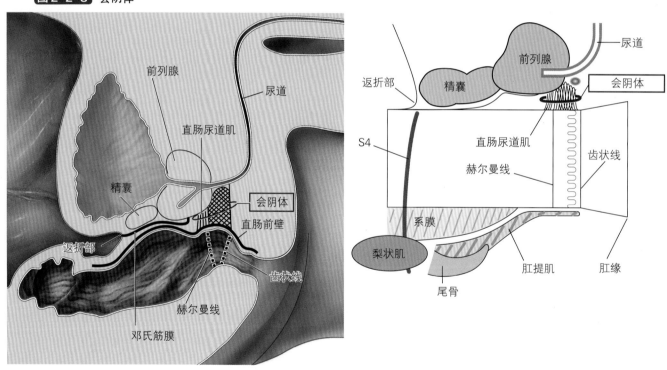

Step ❼

Knack **取出标本**（图2-2-9） ⑳

●标本应该从会阴取出。因此在腹腔侧处理近端肠系膜和离断肠管。

Step ❽

Knack **确认止血，留置引流管，缝闭切口**

●会阴操作中如果发生出血，为了预防术后出血，一定要彻底止血。该注意的位置是前列腺两旁的血管神经束和直肠下动脉部位。此后用2000~3000mL生理盐水冲洗伤口，随后关腹。引流管可从腹腔侧留置，也可从会阴侧留置。

Step ❾

Knack **造瘘与关闭切口**

●该术式中的人工肛门即是永久性人工肛门，为患者长期使用。必须注意出口狭窄、造口旁疝、造口回缩等影响患者生活质量的造口相关并发症的发生。

图2-2-9 标本切除后的全景（加工图）

切除标本后即可确认所有脏器。为了顺利完成会阴操作，需要熟悉如图中的解剖结构。

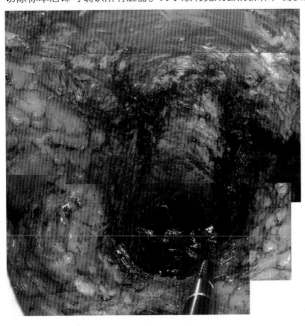
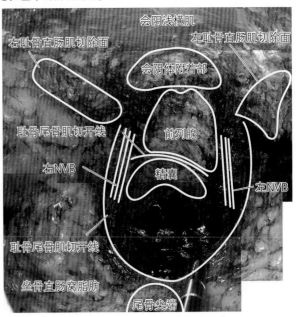

四 问题解答

● 在直肠切除术中的会阴操作时可能出现的问题是出血和肿瘤不完全切除以及周围脏器损伤等。

（一）术中出血

Q 出血好发部位是哪里？

▶ Focus 3 的解释中也提到，会阴操作当中出血量增加的大部分原因是前列腺两旁的 NVB 出血，虽然出血流速不大，但止血往往困难且需要长时间操作，由此导致出血量多。

Q 出血的原因是什么？

▶会阴操作时由于前壁存在会阴体，妨碍术野，标本摘除前无法观察前列腺全貌。因此前列腺两旁的 NVB 在多数情况下也同样无法观察，因此导致意外出血。

Q 术中出血的预防方法是什么？

▶应该了解切断肛提肌后在前列腺外侧看到的脂肪组织内含有 NVB。可是过于担心出血，针对有 APR 适应证的进展期癌，轻易地选择直肠侧的游离层会导致肿瘤学上的相关问题。

▶该血管血流量不多，当进行前列腺两旁操作时减少电刀行程，如果出现鲜血，反而认为"这里就是 NVB，现在走行在其外侧，也就是充分保证断端距离"的想法也是错误的。此时在用纱布压迫等有效止血的同时尽快切除标本，之后进行止血操作。

Q 出血时如何处理？

▶如上所述，NVB 出血时难以通过热凝固来止血，而且不必要的烧灼可引起神经损伤，因此取出标本后通过"8"字形缝合进行止血为最确切的止血方法。

（二）肿瘤不完全切除

Q 何时发生？

▶APR 术后的局部复发是在直肠癌手术当中发生率最高的并发症，也是很大的问题。至少我们不应该因为技术不熟练导致切入肿瘤或直肠损伤造成肿瘤扩散而引起复发。可是，有时在术前影像学诊断提示切缘距离只能保证数毫米的情况下，或者无法预测的 NVB 附近神经浸润情况下，不可避免会出现切除不完全。

Q 肿瘤残留时该如何处理？

▶术中在肿瘤最深部位附近的游离平面触到坚硬组织时，应该把游离层纠正到外侧。此外也应该进行标本切缘的术中冰冻病理检查。

▶完全切除一侧 NVB 不能引起永久性排尿障碍，因此根据术前影像学诊断提示接近肿瘤时，需要考虑一并切除膀胱下动脉、侧方淋巴结（第263组）、精囊等，以及自主神经和直肠（图 2-2-10）。

▶另外前壁可能存在癌细胞残留时，需要进行全盆腔脏器切除，因此术前需要交代患者存在全盆腔脏器切除的可能性。低位直肠癌手术本身影响患者的生活质量，APR 后局部复发则显著降低患者的生活质量，因此直肠外科医生所担负的责任是非常大的。

Q 其他措施有哪些？
▶术前放化疗能够抑制直肠癌术后局部复发，根据患者病情需要选择放化疗。在术野不良的会阴操作当中，术中难以随机应变，因此术前诊断和对其采取相应措施是非常重要的。

图 2-2-10 左自主神经、精囊一并切除的扩大 APR

针对浸润左侧 NVB 的癌进行精囊一并切除，由此可广泛切除自主神经。此外可从侧方切开肛提肌，而在肛提肌方向也可保证最大限度的切缘距离。

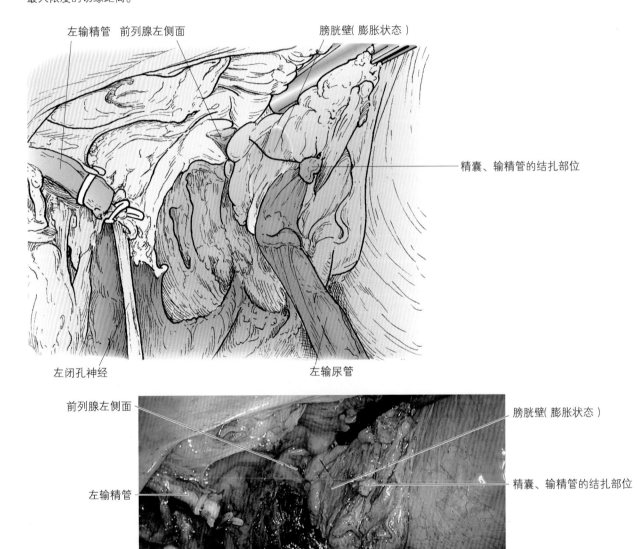

（三）周围脏器损伤

Q 术中损伤的好发部位是哪里？

▶术中常见损伤部位是直肠，此外是男性前列腺两旁的 NVB，也有尿道损伤的报道，女性则大部分是阴道。两者都发生在直肠前壁游离操作过程中。

Q 术中损伤的原因是什么？

▶手术技术中也提到，直肠切除术中的直肠前壁游离时由于会阴体的存在可能失去游离层次，此时担心直肠损伤而靠近前方进行游离可能引起尿道或阴道损伤。与此相反的是，也有过度担心阴道损伤和尿道损伤而误入直肠壁内的情况。即使是有经验的外科医生，从正中切开会阴体，也容易失去正确的游离层面，也就是说手术步骤不合理是导致周围脏器损伤的主要因素（即试图正面突破）。

Q 术中损伤的预防方法是什么？

▶本文反复强调，前壁游离之前，应该从会阴侧识别由腹腔侧确认的前列腺后方和直肠游离面。不保留自主神经时，该层次也可从同侧耻骨和膀胱间的间隙（Retzius 间隙）确认。确认正确游离层次后，从会阴侧观察由里向外扩大该空间是避免误入错误游离层次的最佳方法。

Q 脏器损伤时如何处理？

▶直肠损伤引起肿瘤和细菌扩散，因此关闭切口前需要充分冲洗。如果肿瘤部位损伤，需要考虑周围脏器的扩大切除。阴道损伤时，对损伤部位进行缝合即可。尿道非完全断裂时，对损伤部位进行缝合，并长期留置尿管。阴道损伤时一般进行全层缝合，入针可从阴道侧，也可从会阴侧。术中请妇科或泌尿科医生会诊也很重要。

◇ 参考文献

1）Miles WE, ENG FRCS, LOND LRCP: A method of performing abdomino-perineal excision for carcinoma of the rectum and of the terminal portion of the pelvic colon. Lancet 1908; 172: 1812–1813.
2）Muro S, Tsukada Y, Harada M, et al: Spatial distribution of smooth muscle tissue in the male pelvic floor with special reference to the lateral extent of the rectourethralis muscle: Application to prostatectomy. Clin Anat 2018; 31: 1167–1176.

聚焦"会阴操作"

腹会阴联合直肠切除术自 100 多年以前就以 Miles 手术命名，至今依然是针对低位直肠癌患者的金标准治疗，因此可以说是在大肠领域最为有名的手术。可是，目前仍有不少外科医生不擅长会阴操作，此现象看起来是不可思议的。对于多数外科专家来说，该手术是由经验丰富的医生单独完成的、向创口插入手指而凭借手感、在光线都照不到的深部术野中进行的手术。虽然想窥看术野，但是一旦助手挡住无影灯光线，就会立刻挨骂，只能全力以赴地拉钩。因此一旦终于亲手进行该手术时，居然缺乏正确的知识和经验，过于害怕尿道损伤和出血而常常靠近直肠壁操作，便会感到困难，这是该手术可能会造成局部复发率较高的原因之一。反过来说，它是最有历史的手术，同时依然有改善余地。

腔镜下手术为深部手术解剖学的研究做出很多贡献，同时逐渐落实了有重现性并能安全进行的手术步骤。我们了解老手们用手指感觉是什么样的，以"术前影像学诊断"严密制定治疗方案，我们在此基础上应致力于减少非人为的局部复发。掌握"会阴体（perineal body）（前壁结构）"而寻找最佳方法是该手术，尤其是 ISR 等更难的手术必不可少的过程，由此才能够在狭小的盆腔内确保肿瘤最深部的"切缘阴性"。

第三节 侧方淋巴结清扫

石部敦士*¹，渡边纯*²，大田贡由*²

*¹ 横滨市立大学医学部消化·肿瘤外科学
*² 横滨市立大学附属市民综合医疗中心消化病中心

❗ 学会手术技术的要点

1. 掌握侧方淋巴结清扫所需要的解剖标志最为重要。
2. 明确输尿管腹下神经前筋膜与膀胱腹下筋膜的游离层次，即可预防不必要的出血和神经损伤。

缩 略 语 表

- NVB：neurovascular bundle，血管神经束

一 术前

（一）手术适应证（临床判断）

1. 具有手术适应证的病例

- 肿瘤下缘位于腹膜返折远端，浸润深度达到 cT3 或更深，或者 cN（+）。
- 有明显的侧方淋巴结肿大。

2. 非手术适应证的病例

- 上述以外，或者侧方淋巴结无肿大，而且术前已经予以放化疗时。
- 根据大肠癌治疗指南，肿瘤下缘位于腹膜返折远端，浸润深度达到 cT3 或更深的直肠癌应该进行侧方清扫。侧方转移的诊断标准尚未确立，到目前为止，尚未明确能够省略侧方清扫的标准。基本上肿瘤下缘位于腹膜返折远端的 cT3 或更深的病例为清扫的适应证。施行术前放化疗的病例，如果无侧方淋巴结肿大，多数医疗单位省略清扫。

（二）术中体位与器械（图2-3-1）

- 腹腔镜下手术使用气压手术垫，双臂不展开，取截石位。手术时取头低位。多数术者站在清扫部位对侧。扶镜手站在患者右侧头侧，助手站在术者对侧。显示器摆在患侧脚侧。
- 分别掌握各种能量设备的特点再使用，一般使用电刀、超声刀、血管闭合装置等。当发生骨盆深部静脉性出血时，柔凝是非常有用的止血方法，因此尽量提前准备。

（三）腹壁切口（图2-3-2）

- 一般先完成低前切除术、括约肌间切除术（ISR）、直肠切除术，即切除原发灶肠管之后再进行侧方清扫。因此，根据各手术方式选择适当的穿刺器位置。

图 2-3-1 体位与器械（左侧侧方淋巴结清扫时的布局）

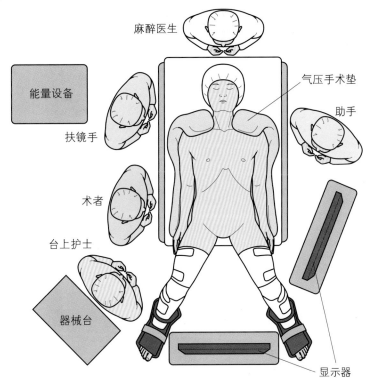

图 2-3-2 穿刺器位置

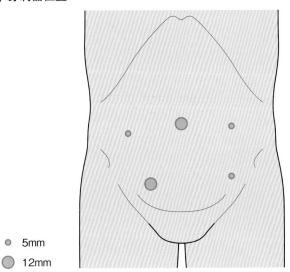

●　5mm
●　12mm

（四）围术期要点

1. 术前

●术前通过 CT 检查、MRI 检查掌握侧方转移淋巴结的位置特别重要。尤其是在腹腔镜下手术时无法触诊，应根据术前影像学诊断确定清扫范围［盆丛、血管神经束（NVB）、血管一并切除等］。

● 侧方清扫有时发生排尿障碍。如果保留盆丛，一般不会导致排尿障碍，但一过性排尿障碍的可能性在术前必须交代清楚。

2. 术后

● JCOG 0212 结果提示，侧方清扫后 5% 发生术后排尿障碍。持续残余尿量多（50~100mL）的状态时，应请泌尿科医生会诊。

二　手术操作

（一）手术顺序的注意点

● 标准的手术步骤如下所示。

　　本书阐述侧方清扫时常规清扫的 No.263 淋巴结、No.283 淋巴结。手术顺序的图示为左侧侧方淋巴结清扫。

（1）在输尿管、腹下神经、盆丛被输尿管腹下神经前筋膜包绕的状态下，在膀胱腹下筋膜内侧平面之间进行游离，在确定侧方清扫最内侧平面的同时，确切保留神经（腹下神经、盆丛）。

（2）从髂外静脉内侧缘进入闭孔间隙，游离到髂腰肌、闭孔内肌、肛提肌腱弓，确定清扫的最外侧平面。

（3）从脐内侧韧带外侧游离膀胱腹下筋膜外侧平面和闭孔区域淋巴结（No.283）之间，分别清扫闭孔区域淋巴结和髂内动脉区域淋巴结（No.263）。

（二）实际手术顺序（左侧）

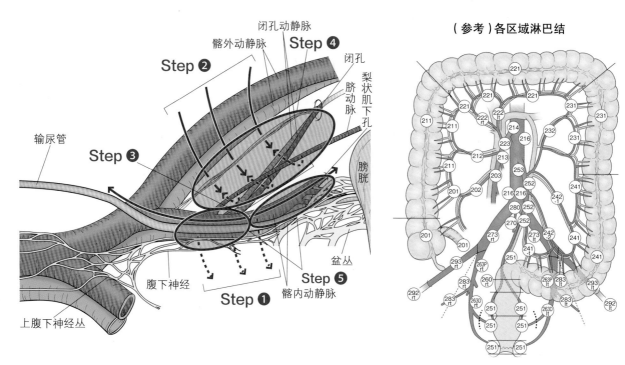

（大腸癌研究会编：大腸癌取扱い規約 第 9 版. 金原出版，東京，2018 を参考に作成）

[◀Focus 代表本章中需要掌握的手术技术（以后阐述）]

Step ❶
第 120 页

输尿管腹下神经前筋膜与膀胱腹下筋膜内侧面之间的游离 ◀Focus 1 🎥

a. 确认并游离输尿管

b. 输尿管和腹下神经、盆丛被输尿管腹下神经前筋膜包绕，把它视为平面予以游离

Step ❷
第 123 页

游离清扫范围最外侧的壁侧盆筋膜（髂腰肌、闭孔内肌）与 No.283 淋巴结（外侧面）（图 A） ◀Focus 2 🎥

a. 在髂外静脉和脐内侧韧带之间切开腹膜

b. 在髂外静脉内侧进入闭孔间隙，显露髂腰肌、闭孔内肌

c. 下方游离到可见肛提肌腱弓

Step ❸
第 125 页

膀胱腹下筋膜外侧面与 No.283 淋巴结（内侧面）的游离（图 B） ◀Focus 3 🎥

a. 在脐内侧韧带外侧显露并游离膀胱腹下筋膜外侧

b. 沿膀胱腹下筋膜游离至肛提肌腱弓

Step ❹
第 127 页

清扫 No.283 闭孔区域淋巴结（图 C）
◀Focus 4 🎥

a. 处理连接到 No.293 的淋巴管

b. 在闭孔动静脉末梢侧（闭孔附近）切断

c. 切断 No.283 淋巴结中枢侧（髂内外动静脉分叉部）

d. 保留闭孔神经，切断闭孔动静脉中枢侧，游离 No.283 后方

Step ❺
第 129 页

清扫 No.263 髂内动脉区域淋巴结（图 D）
◀Focus 5 🎥

a. 保留膀胱上动脉，清扫髂内动静脉周围淋巴结

b. 根据病例情况，一并切除膀胱下动静脉

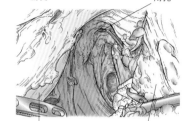

A：侧方清扫最外侧平面（髂腰肌、闭孔内肌）与 No.283 淋巴结（外侧平面）的游离

闭孔

髂外静脉　　　　No.283 淋巴结

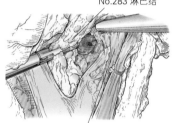

B：膀胱腹下筋膜外侧平面与 No.283 淋巴结（内侧平面）的游离

No.283 淋巴结

膀胱腹下筋膜（外侧平面）

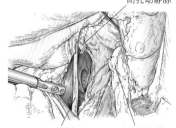

C：No.283 闭孔区域淋巴结清扫

闭孔动静脉

闭孔神经　　　　脐内侧韧带

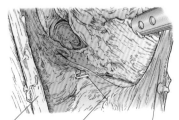

D：No.263 髂内动脉区域淋巴结清扫

闭孔神经　　　髂内动脉　　　脐内侧韧带

三 **掌握手术技术**

●本文阐述左侧侧方淋巴结清扫。

Step ❶

Focus 1 **输尿管腹下神经前筋膜与**
膀胱腹下筋膜内侧面之间的游离

（一）手术起始点与终点

●尽可能将输尿管、腹下神经、盆丛向内侧游离（图2-3-3）。

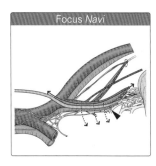
Focus *Navi*

图2-3-3 充分游离输尿管腹下神经前筋膜与膀胱腹下筋膜

a：确认输尿管，游离输尿管腹下神经前筋膜

b：输尿管腹下神经前筋膜（输尿管、腹下神经、盆丛）与膀胱腹下筋膜的游离

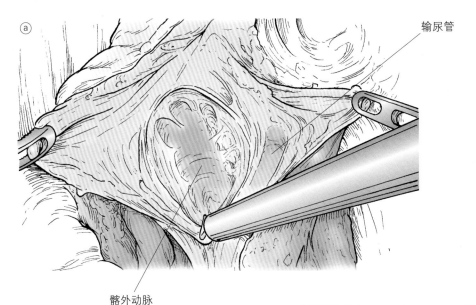

ⓐ　　　　　　　　　　　　　　　　　　　　　　输尿管

髂外动脉

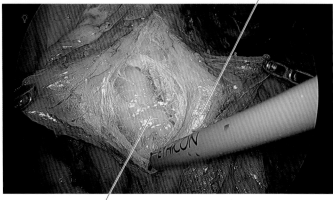

输尿管

髂外动脉

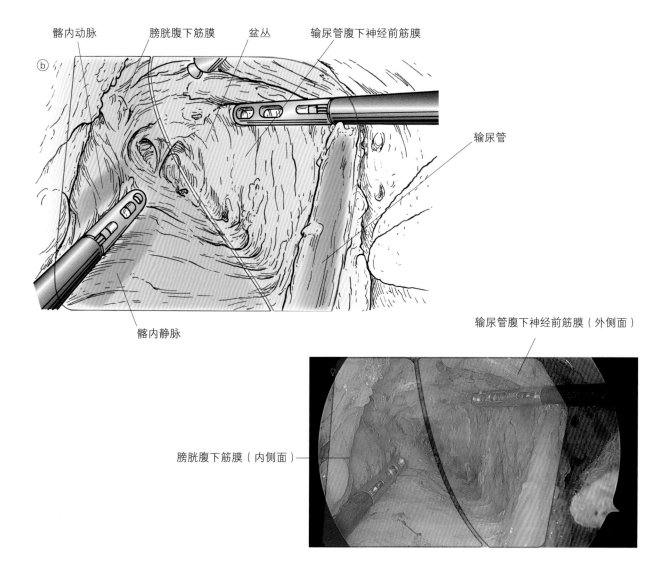

髂内动脉　膀胱腹下筋膜　盆丛　输尿管腹下神经前筋膜

输尿管

髂内静脉

输尿管腹下神经前筋膜（外侧面）

膀胱腹下筋膜（内侧面）

（二）需要掌握的手术技术

◉手术技术概要

将包绕输尿管和腹下神经、盆丛的输尿管腹下神经前筋膜与包绕 No.263 淋巴结的膀胱腹下筋膜分为 2 叶，进行 No.263 清扫时，避免损伤输尿管、神经（腹下神经、盆丛）（■◀ 21 ）。

◉需要掌握的手术技术的要点

（1）第一步是在主动脉分叉部上方找出输尿管，在其外侧开始游离。

（2）通过术者和助手的适当反向牵引，自然会明确疏松的游离层。

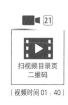

21

扫视频目录页
二维码

（视频时间 01∶40）

（三）评估

Q 膀胱腹下筋膜是什么？

▶肾筋膜向骨盆方向延续，在肾水平是主动脉、下腔静脉、输尿管、睾丸动静脉被肾筋膜一同包绕，进一步向骨盆侧延续便分为 3 叶，即包绕睾丸动静脉、输精管的膜（输精管睾丸动静脉筋膜），包绕输尿管和腹下神经、盆丛的膜，以及包绕主动脉的膜变为向髂内血管鞘连接的膜（膀胱腹下筋膜）。

▶膀胱腹下筋膜是以脐内侧韧带为顶点，像晾晒的床单一样下垂，覆盖髂内血管。了解该膜结构进行侧方清扫便能够控制出血量，并能完成保留自主神经的侧方清扫。

Q 输尿管需要利用牵引带牵拉吗？

▶如果抓住并牵引输尿管腹下神经前筋膜，并不需要利用牵引带，但不能施加充分的反向牵引。如果需要确保术野稳定，则可利用牵引带。

Q 游离到哪？

▶膀胱腹下筋膜是包绕髂内动脉区域的膜，在从髂内动脉、阴部内动脉分叉的膀胱下动脉末梢与神经一起形成血管神经束，由此可见输尿管腹下神经前筋膜和膀胱腹下筋膜在膀胱附近无法分离。因此为避免损伤神经，当进行下方游离时游离盆神经即可，止于可控范围的游离。

Q 易出血的部位是哪里？

▶由于存在穿通两层筋膜的血管，为预防出血，应在凝固的同时进行游离。把输尿管向膀胱侧游离，因为其横跨膀胱上动脉，容易发生损伤和出血。

Step ❷

Focus 2 游离清扫范围最外侧的壁侧
盆筋膜（髂腰肌、闭孔内肌）
与 No.283 淋巴结（外侧面）

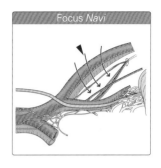

Focus Navi

（一）手术起始点与终点

● 中枢侧是髂内髂外动脉分叉部，下方游离至显露肛提肌腱弓为止（**图2-3-4**）。

图2-3-4 游离清扫范围最外侧的壁侧盆筋膜（髂腰肌、闭孔内肌）与 No.283 淋巴结（外侧面）

a：从髂外静脉内侧缘进入到闭孔间隙

b：将 No.283 淋巴结向内侧剥离清扫，显露壁侧盆筋膜，至显露肛提肌腱弓为止

ⓐ

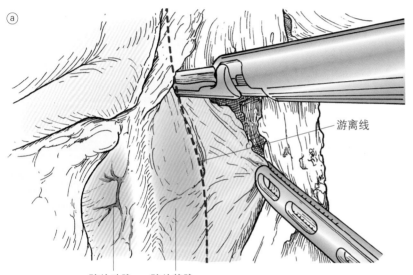

游离线

髂外动脉　　髂外静脉

ⓑ

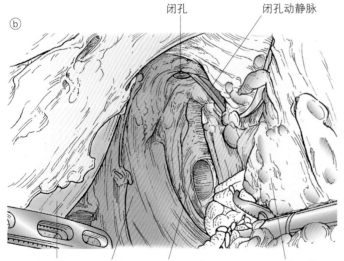

闭孔　　闭孔动静脉

髂外静脉　闭孔内肌　肛提肌腱弓　No.283 淋巴结

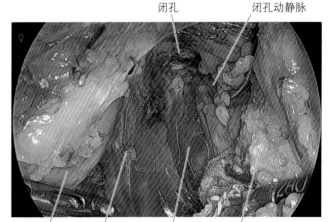

闭孔　　闭孔动静脉

髂外静脉　闭孔内肌　肛提肌腱弓　No.283 淋巴结

（二）需要掌握的手术技术

> ◉**手术技术概要**
>
> 　游离侧方淋巴结，清扫最外侧面的髂腰肌、闭孔内肌和No.283淋巴结外侧面
> （■◀ ㉒）。
>
> ◉**需要掌握的手术技术的要点**
>
> （1）当切开腹膜时，对于男性病例注意输精管，对于女性病例注意子宫圆韧带，
> 　　　切开至其腹侧，即可充分显露术野。
>
> （2）从髂外静脉内缘进入闭孔区域时注意不要损伤静脉。
>
> （3）由于存在从骨盆壁穿通而来的细小血管，应在止血的同时进行游离。

■◀ ㉒

扫视频目录页
二维码

（视频时间 02：11）

（三）评估

Q 髂外静脉如何游离？

▶腹腔镜下手术时，通过助手两把钳子的协助来牵拉和遮挡。因为在腹腔镜下助手钳子较难固定且容易变动位置，应和助手协作注意不要损伤静脉而进行游离。在开腹手术时，利用输尿管拉钩或较窄的（1.5cm）脑组织压板把静脉推向外侧即可得到稳定术野。

Q 如何确认游离层？

▶侧方清扫最外侧平面是髂腰肌和闭孔内肌，游离时在避免损伤筋膜的同时，避免残留脂肪组织。

▶由于存在细小交通血管，适时利用电刀、能量设备进行止血，保持术野干净。

Step ③

Focus 3 膀胱腹下筋膜外侧面与
No.283 淋巴结（内侧面）的游离

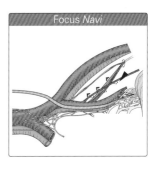

Focus Navi

（一）手术起始点与终点

● 沿膀胱腹下筋膜向下方进行游离，确认肛提肌腱弓（**图 2-3-5**）。

图 2-3-5 膀胱腹下筋膜外侧面与 No.283 淋巴结（内侧面）的游离

a：从脐动脉外缘进入膀胱腹下筋膜外侧面
b：将 No.283 淋巴结向内侧游离，同时显露壁侧骨盆筋膜，直至肛提肌腱弓

ⓐ

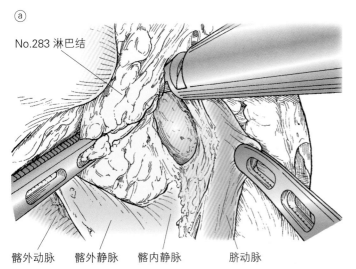

No.283 淋巴结

髂外动脉　髂外静脉　髂内静脉　　脐动脉

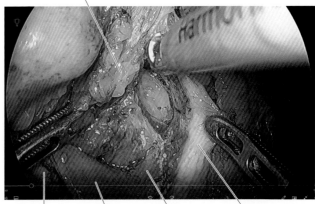

No.283 淋巴结

髂外动脉　髂外静脉　髂内静脉　　脐动脉

ⓑ

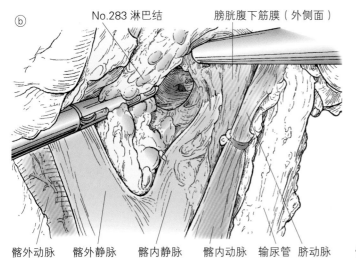

No.283 淋巴结　　膀胱腹下筋膜（外侧面）

髂外动脉　髂外静脉　髂内静脉　髂内动脉　输尿管　脐动脉

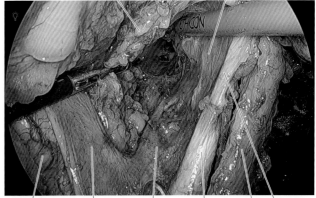

No.283 淋巴结　　膀胱腹下筋膜（外侧面）

髂外动脉　髂外静脉　髂内静脉　髂内动脉　输尿管　脐动脉

（二）需要掌握的手术技术

> ◉**手术技术概要**
>
> 针对包绕 No.263 淋巴结的膀胱腹下筋膜外侧面和 No.283 淋巴结（内侧面）进行游离（📹 23 ）。
>
> ◉**需要掌握的手术技术的要点**
>
> （1）当进行膀胱腹下筋膜和 No.283 淋巴结游离时，通过术者和助手的反向牵引，即可自然明确疏松游离层次。
>
> （2）沿膀胱腹下筋膜进行游离，就能分开 No.263 淋巴结和 No.283 淋巴结。

📹 23

扫视频目录页
二维码

（视频时间 02：18）

（三）评估

Q 如何形成术野？

▶通过助手钳子将脐动脉、膀胱上下动静脉向前方牵引，助手另一钳子将闭孔区域的脂肪组织推向外侧，便可得到清晰的术野。

Q 如何设置游离层次？

▶在由髂内动脉发出的脐动脉内侧开始游离，容易进入膀胱腹下筋膜内侧面。

▶后方有髂内动静脉，有时发出闭孔动静脉，因此先充分游离膀胱腹下筋膜前方（膀胱侧）为宜。

Q 游离的陷阱是什么？

▶闭孔动脉多由髂内动脉发出，可是也有变异。不易游离膀胱腹下筋膜和 No.283 淋巴结时，可能会有汇入的闭孔静脉，因此谨慎游离或者切断闭孔动静脉后再游离（ Focus 4 ▶ ）。

Step ❹

Focus 4 清扫 No.283 闭孔区域淋巴结

（一）手术起始点与终点

●保留闭孔神经，清扫 No.283 淋巴结（图 2-3-6）。

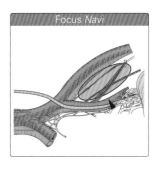
Focus Navi

图 2-3-6 No.283 淋巴结（闭孔区域）的清扫
a：No.283 淋巴结内侧面和外侧面已经完成游离
b：保留闭孔神经，离断闭孔动静脉而进行清扫

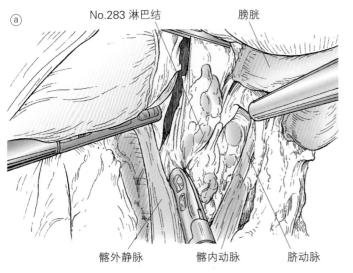

ⓐ

No.283 淋巴结　　膀胱

髂外静脉　　髂内动脉　　脐动脉

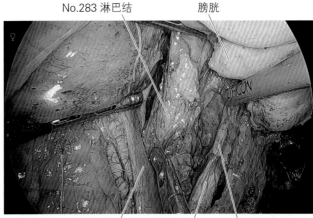

No.283 淋巴结　　膀胱

髂外静脉　　髂内动脉　　脐动脉

闭孔神经　　闭孔动静脉（切断后断端，末梢侧）

ⓑ

髂外静脉　肛提肌腱弓　膀胱腹下筋膜　脐动脉
　　　　　　　　　　　（外侧面）

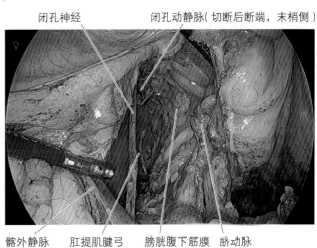

闭孔神经　　闭孔动静脉（切断后断端，末梢侧）

髂外静脉　肛提肌腱弓　膀胱腹下筋膜　脐动脉
　　　　　　　　　　　（外侧面）

（二）需要掌握的手术技术

> ◉**手术技术概要**
>
> 经过 Focus 1 ～ Focus 3 ，游离清扫 No.283 淋巴结和被膀胱腹下筋膜包绕的 No.263 淋巴结，以及该保留的输尿管腹下神经前筋膜（输尿管、腹下神经、盆丛）。No.283 淋巴结已被游离出内外侧面，游离腹侧（膀胱侧）、头侧（髂内外血管分叉部）以及背侧（骶丛前面），并离断闭孔动静脉（🎥◀ 24 ）。
>
> ◉**需要掌握的手术技术的要点**
>
> （1）为避免损伤闭孔神经，注意使用能量设备的技巧。
>
> （2）使用超声刀或血管闭合装置处理髂外动脉前方的淋巴管、在头侧游离髂内外血管分叉部的淋巴管。
>
> （3）No.283 淋巴结背侧是以骶丛为标志进行游离的。

🎬◀ 24

扫视频目录页
二维码

（视频时间 02：31）

（三）评估

Q 闭孔动静脉的处理方法是什么？

▶对于闭孔动静脉，在闭孔部位以及中枢侧分叉部进行夹闭。切除侧可用能量设备切断。为了避免损伤闭孔神经，先确认闭孔神经并予以游离最为重要。

Q 闭孔神经周围游离的方法是什么？

▶因为闭孔神经穿行于 No.283 淋巴结脂肪组织内，因此要切开脂肪组织进入，故注意在神经周围利用剪刀、钳子等工具游离时造成的机械损伤或能量设备引起的热损伤。开腹手术时可使用组织剪或双极剪刀，当使用能量设备时要注意各种设备的热量传导特征。

Q No.283 淋巴结的头侧界限到哪？

▶No.283 淋巴结头侧为髂内髂外动脉分叉部，可是在实际手术时，常常在静脉正后方切断淋巴管。需要注意腹腔镜手术时该部位清扫有时不太彻底。

Step ❺

Focus 5 ▶ 清扫 No.263 髂内动脉区域淋巴结

（一）手术起始点与终点

● 保留膀胱上动静脉，No.263 淋巴结（髂内血管区域）的清扫，直至梨状肌下孔（Alcock 管）（**图 2-3-7**）。

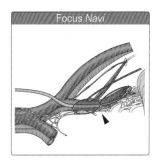
Focus Navi

图 2-3-7 No.263 淋巴结（髂内血管区域）的清扫

a：从髂内动静脉前面淋巴结开始清扫
b：保留从髂内动静脉发出的脐动脉和膀胱上动静脉，切断膀胱下动静脉，清扫到梨状肌下孔

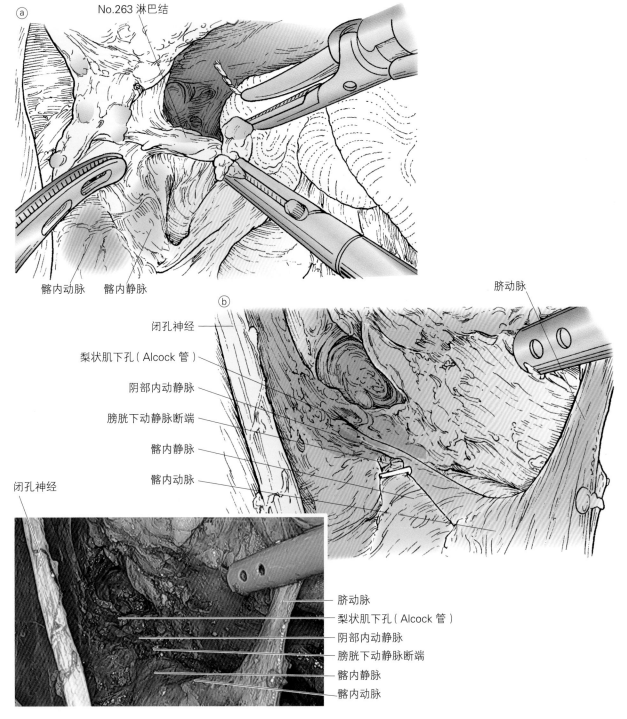

ⓐ
No.263 淋巴结

髂内动脉　　髂内静脉

脐动脉

ⓑ
闭孔神经
梨状肌下孔（Alcock 管）
阴部内动静脉
膀胱下动静脉断端
髂内静脉
髂内动脉

闭孔神经

脐动脉
梨状肌下孔（Alcock 管）
阴部内动静脉
膀胱下动静脉断端
髂内静脉
髂内动脉

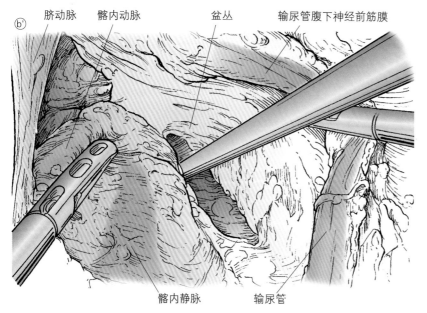

脐动脉　髂内动脉　　　　　盆丛　　　输尿管腹下神经前筋膜

髂内静脉　　输尿管

盆丛　　　　　输尿管腹下神经前筋膜

脐动脉—

髂内动脉　　　髂内静脉　　　　　　　输尿管

（二）需要掌握的手术技术

◉ **手术技术概要**

保留膀胱上动脉，清扫被膀胱腹下筋膜包绕的 No.263 淋巴结。No.263D 淋巴结与膀胱下动静脉一起切除时清扫更为彻底（ 25）。

◉ **需要掌握的手术技术的要点**

（1）由髂内静脉前面向髂内动脉周围进行清扫，此时由于分支较多，应进行谨慎游离为宜。

（2）保留膀胱上动脉，切断膀胱下动静脉同时清扫 No.263D 淋巴结。

25

扫视频目录页
二维码

（视频时间 04：02）

（三）评估

Q 如何形成术野？

▶通过助手钳子把膀胱向腹侧拓展，便可对膀胱上下动静脉施加适当张力。

Q 从哪里开始清扫？

▶因为髂内静脉背侧无法进行清扫，先清扫腹侧脂肪组织，后清扫髂内动脉周围。静脉损伤
会引起大出血，应提高警惕。静脉前面存在疏松结缔组织，结合钝性游离为宜。

Q 清扫的窍门是什么？

▶进行髂内静脉前面的清扫之后，沿髂内动脉进行游离，保留膀胱上动脉之后适当处理膀胱
上动脉膀胱支，就能清扫到阴部内动静脉进入梨状肌下孔（Alcock 管）的部位。

▶膀胱下动静脉膀胱侧由于分支较多，建议使用能量设备，以便节约时间。

四　问题解答

● 在侧方淋巴结清扫当中可能发生的并发症是①术中出血、②闭孔神经损伤。

（一）术中出血

Q 术中出血的好发部位是哪里？

▶术中出血的好发部位是闭孔动静脉、膀胱下动静脉处。

▶尤其是闭孔动静脉中枢侧分支丰富，且有个体差异，处理难以标准化。

▶膀胱下静脉多与动脉伴行，但分支较多，容易造成损伤。

Q 术中出血原因有哪些？

▶多为能量设备引起的损伤，或牵拉组织时引起的损伤。

Q 术中出血的预防方法有哪些？

▶闭孔动静脉的分支类型较多，术前通过影像学诊断尽可能了解其走行方向。

▶髂内静脉分支的膀胱下静脉走行于动脉正后方，因此处理动脉时容易造成损伤。此外进行淋巴结清扫时避免电刀或能量设备过于插入深部，应该按照少量逐层的原则游离。

Q 术中出血的处理方法有哪些？

▶动脉出血时，抓住出血部位并进行夹闭或结扎等处理措施。但是静脉系统出血时，一旦抓住静脉，静脉就容易撕裂，损伤部位可能变大，因此首先用纱布压迫止血。少许出血可以通过压迫进行止血。

▶压迫止血困难时，确定损伤部位后中枢侧和末梢侧予以夹闭或缝合结扎。

▶骨盆侧出血并难以夹闭或缝合止血时，利用柔凝多数能够得到止血。

▶侧方清扫时出血往往造成大出血，因此要有能止血的条件，要准备好相应设备。

（二）闭孔神经损伤

Q 闭孔神经损伤的好发部位是哪里？

▶No.283 淋巴结清扫时，特别是处理中枢侧淋巴管时容易损伤闭孔神经。

Q 闭孔神经损伤的原因是什么？

▶髂内外血管分叉部的较浅部位有闭孔神经，因此先确认闭孔神经，随后才闭合淋巴管。

▶助手钳子夹住闭孔神经或者能量设备引起热损伤，均可引起术后闭孔神经麻痹。

Q 闭孔神经损伤的预防方法有哪些?

▶No.283 淋巴结清扫时必须确认闭孔神经,然后处理中枢侧淋巴管、闭孔动静脉。确认闭孔神经之前,使用能量设备等时,避免一次抓住过多组织而切断。

▶助手钳子牵引时应以最小限度的力量施行。

Q 闭孔神经损伤时该如何处理?

▶闭孔神经支配大腿内侧皮肤的感觉神经以及构成髋关节的内收肌群(闭孔外肌、长收肌、短收肌、小收肌、大收肌、股薄肌),压迫引起一过性麻痹时,表现为大腿内侧感觉麻痹,一般数天到数周就能恢复。可是闭孔神经被离断时,虽然不会引起行走障碍,但降低内收肌肌力会导致内收困难(不能跷二郎腿),需要介入康复。

◆ 参考文献

1) 大腸癌研究会編: 大腸癌治療ガイドライン医師用2019年版. 金原出版, 2019.
2) Fujita S, Akasu T, Mizusawa J, et al: Postoperative morbidity and mortality after mesorectal excision with and without lateral lymph node dissection for clinical stage II or stage III lower rectal cancer(JCOG0212): results from a multicentre, randomised controlled, non-inferiority trial. Lancet Oncol 2012; 13: 616-621.
3) 佐藤达夫: 骨盆外科解剖序论. Jpn J Endourol 2012; 25: 2-10.

专 栏

是否需要进行侧方清扫?

　　术前无侧方淋巴结转移(短径10mm以下),是否需要进行侧方清扫?对此问题日本33家医院共同进行了验证TME单独疗法非劣于TME加侧方清扫的随机对照研究(JCOG 0212)。短期疗效提示,在术后并发症、排尿障碍、性功能障碍的发生率上两组无统计学差异,进行侧方清扫能够安全进行。长期疗效提示,在主要终点的无复发生存期上无统计学差异,不能证明TME单独疗法的劣效性。此外,提示侧方清扫可减少局部复发,因此根据本研究得出如下结论,对术前无侧方淋巴结转移病例施行侧方清扫为标准。可是,侧方清扫带来手术时间延长、出血量增多,虽然减少了局部复发,但不提高长期疗效的结果,可考虑进行放疗等局部疗法。为了进一步提高疗效,应该结合术前化疗、术前放化疗、术后化疗等多学科治疗,这也是今后研究者该进行研究的课题。